カラダのすべてを肛門は知っている

監修
消化器科・肛門外科医
赤羽根拓弥

KANZEN

はじめに

皆さんは肛門にどのようなイメージを持たれているでしょうか。汚い、臭い、恥ずかしい、穢れている、あるいは（肛門自体としては特にそういう役割はないのですが）セクシャルなイメージを持たれている方もいるかもしれません。

私たちはそもそも（正常に動いている限りはあまり意識することがないので）自分の臓器に良いイメージを持つことが少ないのですが、その中でも肛門のイメージはそれほど良いほうではないでしょう。

しかし、肛門もほかの臓器と同じく、重要な役割をはたしてくれています。もし、肛門がうまく機能してくれなければ、我々の社会生活には大きな制約が加わることとなるのです。

ところが、肛門の異常は、恥ずかしくて相談しづらいこともあるせいか、間違った対処や健康法をしている人も少なくありません。
本書では、肛門がどんな働きをしてくれているのか、肛門に無理をさせずに健康に保つにはどうしたらいいのかなど、図解を用いてわかりやすく説明しています。
また、肛門にはなぜかセクシャルなイメージを持たれがちなのですが、その理由は医学的にはまだほとんど分かっていません。（医学は病気を治す、という形で発展してきており、研究の効果を測りづらいためそのようなことはあまり研究されづらいものなのです）
本書では、よくわからない部分が多いながらも、できる限りその原因について解説し、またそれにまつわる不思議な事件などもご紹介します。

それでは不思議な肛門の世界をお楽しみください。

消化器医　赤羽根 拓弥

※本書は監修の見解をもとに構成しております。体調には個人差があるため、すべての人に症状が当てはまるわけではございませんので予めご了承ください。もし、体調不良を感じた際には必ずかかりつけ医にご相談ください。

第3章 知ってびっくり！ うんちとおならのサイエンス……67

第4章 これで万全！ おなかと肛門を守る方法

第1章

知らなかった！すごい肛門の機能

じつは複雑でデリケートな肛門!

うんちやおならが出るおしりにある穴〝肛門〟。単純に締めたり緩めたりをしているだけと考えられがちですが、じつは肛門は複雑な作業をこなせるデリケートな器官なのです。

肛門には3つの役割がある!

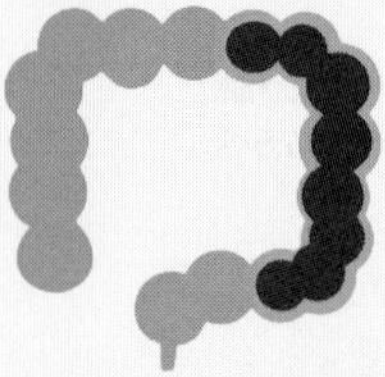

①うんちを溜める

うんちが勝手にでてしまわないように、直腸の出口を自然に閉じておくことができます。

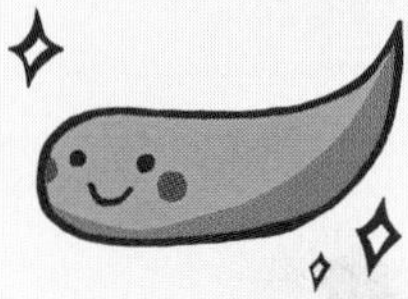

②うんちを出す

便意を感じたとき、肛門を意識して緩めることで、うんちを体の外に出すことができます。

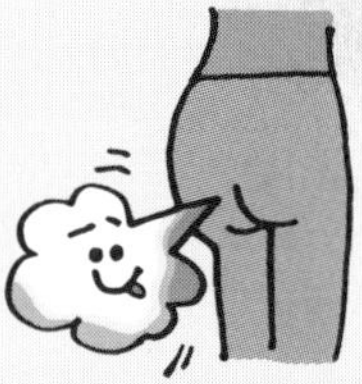

③おなら(だけ)を出す

うんちが腸にあっても、肛門をわずかに緩めて、おならだけを体の外に出すことができます。

個体(うんち)と気体(おなら)を識別して貯留と放出をコントロールできる

肛門は複数の器官が連携し難しい作業をこなしている

肛門の〝肛〟という字には「しりの穴」、〝門〟という字には「出入り口、狭まった通路」という意味があります。この漢字の意味通り、肛門はうんちやおならの通り道であり、体外への出口になっている、なくてはならないおしりの穴なのです。

肛門には、大きく3つの役割があります。ひとつは、意識することなく自然に締まることで、うんちを体内に溜めておく

肛門断面図

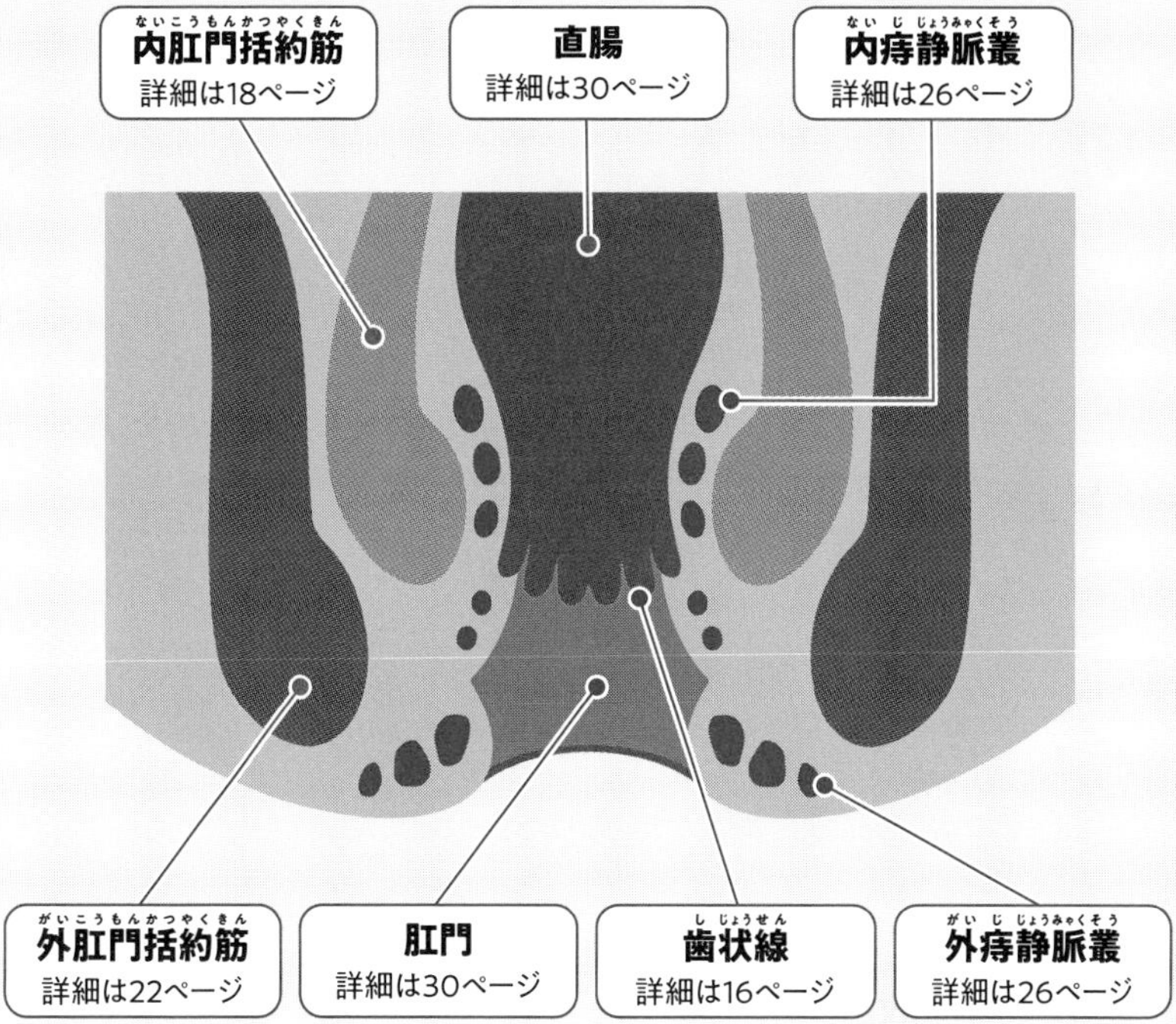

役割です。うんちが勝手に出てしまわないのは、肛門のおかげです。逆に、うんちを出したいと感じたときは、肛門を意識的に緩めることで、うんちを体外に出すことができます。

そして、うんちとおならを識別して、おならだけを出すこともできます。おならは体内に溜まる気体で、この機能がないとお腹がパンパンに張ってしまいます。

上に肛門のかんたんな断面図を載せています。肛門を緩めたり締めたりコントロールする「括約筋《かつやくきん》」、クッションの役割を持つ「静脈叢《じょうみゃくそう》」、うんちを溜める「直腸」といった複数の器官が連携し、肛門は緻密で複雑な働きを日々こなしているのです。

肛門はこうしてできる

受精した胚から体が作られていく過程の初期段階で、細胞の一部が内側に入り込む際にできる「原口」が肛門となります。

肛門の発生

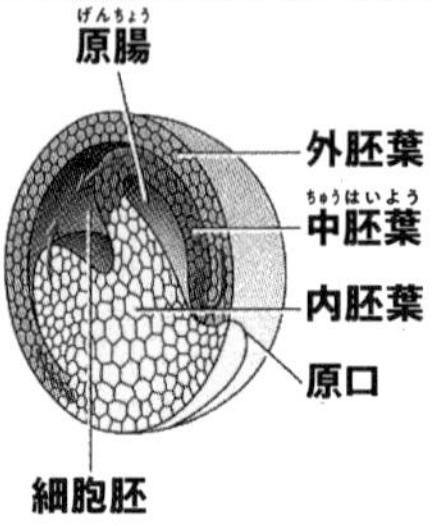

人間は先に肛門ができる

細胞が胚の内側に入る「陥入《かんにゅう》」の際にできた穴は原口《げんこう》と呼ばれ、これが後に肛門となります。外胚葉《がいはいよう》は主に皮膚などの体表組織、内胚葉《ないはいよう》は主に消化管などの体内組織となり、その境目に肛門ができます。

人体を形成する初期段階で肛門の原型はできる

人間を含め、生物の発生は受精した卵子の細胞分裂から始まります。細胞分裂が始まった状態のものを「胚」といい、特に受精後2〜3日目までの胚を「初期胚」と呼びます。

胚は細胞分裂を繰り返して、やがて体の各部分を形作る器官の形成が始まります。人間の場合、受精から5日目ごろにあたり、まだ子宮内膜に着床する前の段階です。胚が着床するのは受精からおおよそ12日後で、この時点で妊娠が成立します。

着床した胚は、将来的に体の各部分を形作る器官に成長する細胞の集まりである「胚盤葉上《はいばんようじょう》層《そう》」と、胎盤が完成するまでの間、赤ちゃんに栄養を供給する役割を持つ「胚盤葉下《はいばんようか》層《そう》」に分かれます。

着床後、胚盤葉上層では、細胞の一部が胚の内側に折りたたまれて入っていく「陥入《かんにゅう》」という動きが始まります。陥入によって胚は袋を2枚重ねたような状態となり、この陥入によっ

動物の系統樹

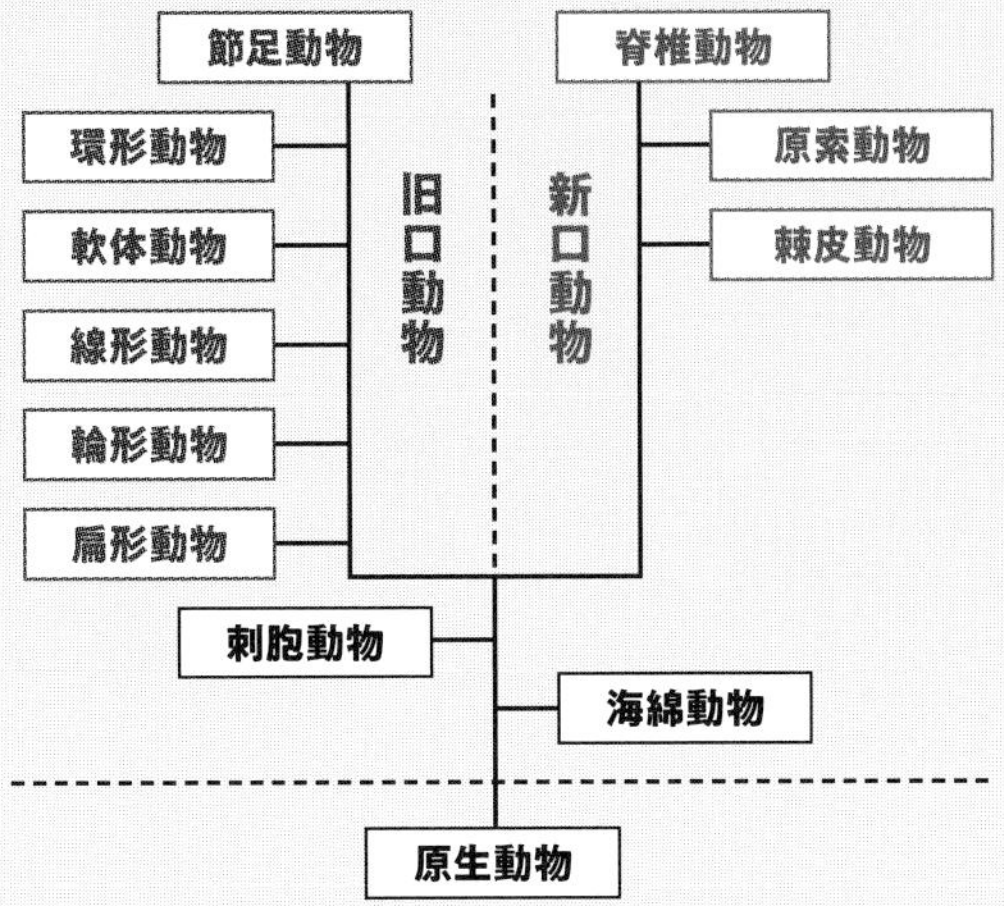

旧口動物
＝原口が口になる動物

胚に最初にできる穴＝原口が口になり、新しい穴が肛門となる生物です。旧い穴（原口）が口になることから「旧口動物」と呼ばれます。

新口動物
＝原口が肛門になる動物

胚に最初にできる穴＝原口が肛門になり、新しい穴が口となる生物です。新しい穴が口になることから「新口動物」と呼ばれます。

てできた袋の入り口にあたる穴を「原口《げんこう》」といいます。この運動の後、胚は消化器官など体の内側になる「内胚葉《ないはいよう》」、皮膚など体の外側になる「外胚葉《がいはいよう》」、筋肉などになる「中胚葉《ちゅうはいよう》」に分かれます。

原口は、内胚葉と外胚葉の境目にあたり、人間の場合原口が肛門になります。つまり、かなり初期の段階で肛門は形作られているのです。このように、人間と同じく原口が肛門になる動物を「新口《しんこう》動物」といい、棘皮《きょくひ》動物・原索《げんさく》動物・脊椎動物が含まれます。

逆に原口が口になる、節足《せっそく》動物・環《かん》形動物・軟体動物・線形動物・輪形動物・扁《へん》形動物を「旧口《きゅうこう》動物」といいます。

謎に包まれた肛門の起源

動物の祖先はひとつの口で食事と排泄の両方を行っていました。進化の過程で肛門が発生したと考えられていますが、その起源は多くの謎に包まれています。

クシクラゲは、虹色に輝く「櫛板《しつばん》」を持つ有節動物で、最も原始的な生物のひとつです。

肛門はいつできたのか？新発見で揺らぐ定説

肛門の起源については諸説ありますが、塊状の体にひとつの口しかない「刺胞動物《しほうどうぶつ》」などの単純な生物の胃腔《いこう》の開口部が肛門と口に分化し、別の役割を持つ動物に進化していったというのが、現時点での定説となっています。

刺胞動物というのは、クラゲ、サンゴ、イソギンチャクなどで、体が3つ以上の相称面（同じ形状）を持つ放射相称をしており、ひとつの口で食事と排泄を行う原始的な生物です。また、DNAや化石などを分析した結果から、刺胞動物は最初に地上に登場した動物の直系の子孫であることがわかっており、仮説の大きな根拠になっています。

ところが、この刺胞動物に近い「有櫛動物《ゆうしつどうぶつ》」のクシクラゲに、口と肛門があることが近年の研究で判明したのです。

つまり、原始的な生物にも肛門が存在することがわかったため、従来の「進化の過程で肛門ができた」という学説が揺らぐ

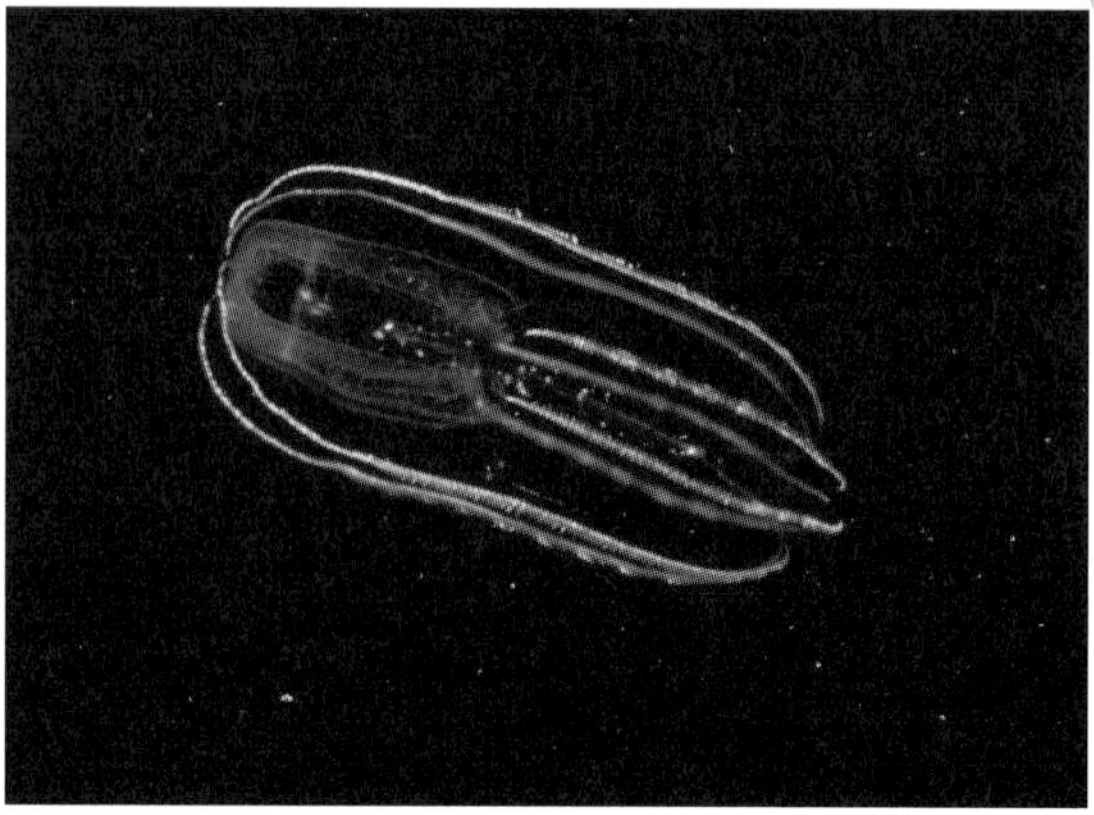

肛門のある動物はいつあらわれたのか？

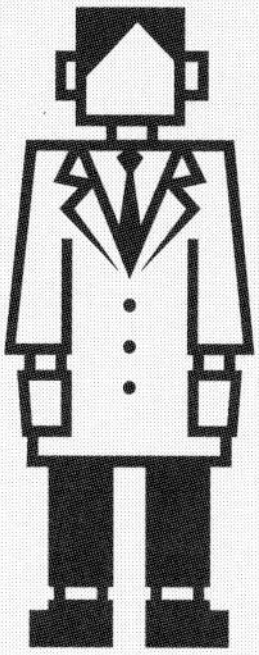

定説

動物の祖先は体に口がひとつあるだけの単純な生物で、その穴で食事も排泄も行っていましたが、体が細長くなるとともに、口と反対の端に排泄を行う肛門ができ、口と肛門の間に消化管のある動物があらわれました

クシクラゲに肛門が発見され定説が揺らぐ

原始的な生物であるクシクラゲに肛門が見つかったため、「口しかない原始的な生物が進化して肛門ができた」という学説に疑問符がついています。

仮説1　クシクラゲの肛門と消化管は、ほかの動物と関係なく独自に進化しました

仮説2　ひとつの口で食餌《しょくじ》と排泄の両方を行っている動物は、進化の過程で何らかの理由により肛門を失いました

ことになりました。

クシクラゲの生物学的な分類は未だにはっきりとしてないため、今後の研究でまた見え方が変わるかもしれませんが、現在の定説が覆される可能性は十分あるといえるでしょう。

ミニコラム

多機能なナマコの肛門

ほとんどの生物にとっての肛門は、排泄するための器官ですが、ナマコは少し違います。ナマコの肛門は、「海水を取り込んで呼吸する」、「キュビエ器官というネバネバした物質を放出して外敵から身を守る」、「体内に隠れ住むカクレウオの出入り口」という機能を併せ持っているのです。

肛門と口が似ているって本当!?

「肛門と口が似ている」といわれても、にわかには信じられないかもしれませんが、口と肛門には意外な共通点が存在するのです。

口が入り口・肛門が出口

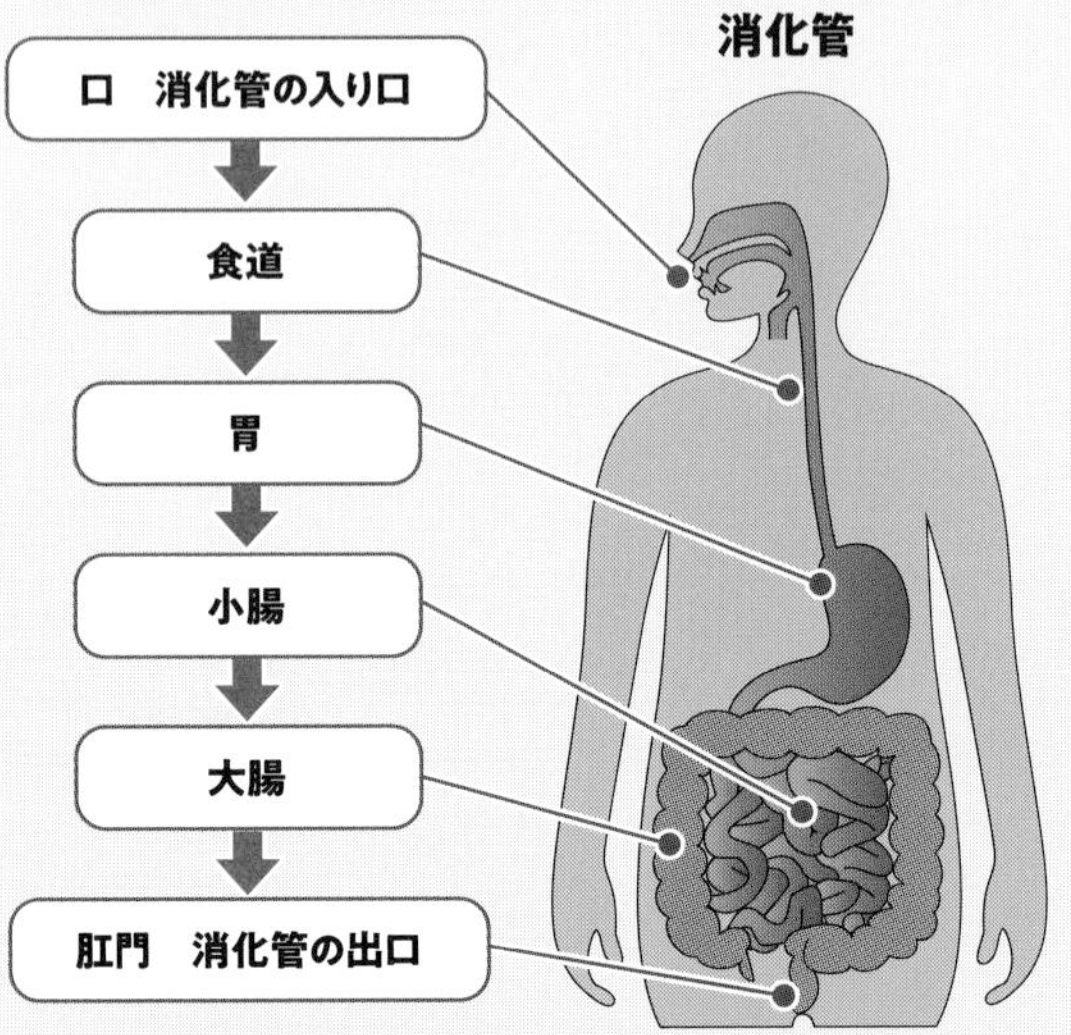

口から肛門まで一本の管でつながっている

消化管は、口から食道、胃、小腸、大腸、肛門までつながっている管状の器官です。長さは約9メートルあり、食べ物の消化にかかる時間は約24時間から48時間です。

口は消化管の入り口 肛門は消化管の出口

人間は、食事から体を動かすエネルギーや筋肉や骨といった体を作る物質を体内に取り込んで、生きています。そのための器官が消化管で、口から始まり、食道、胃、小腸、大腸を通過することで食べ物の消化と吸収が行われ、最終的に肛門から食べかすや水分を放出しています。

消化管は乾燥している皮膚と異なり、粘り気のある液体が分泌される「粘膜」でできている

口と肛門は皮膚と粘膜の境目

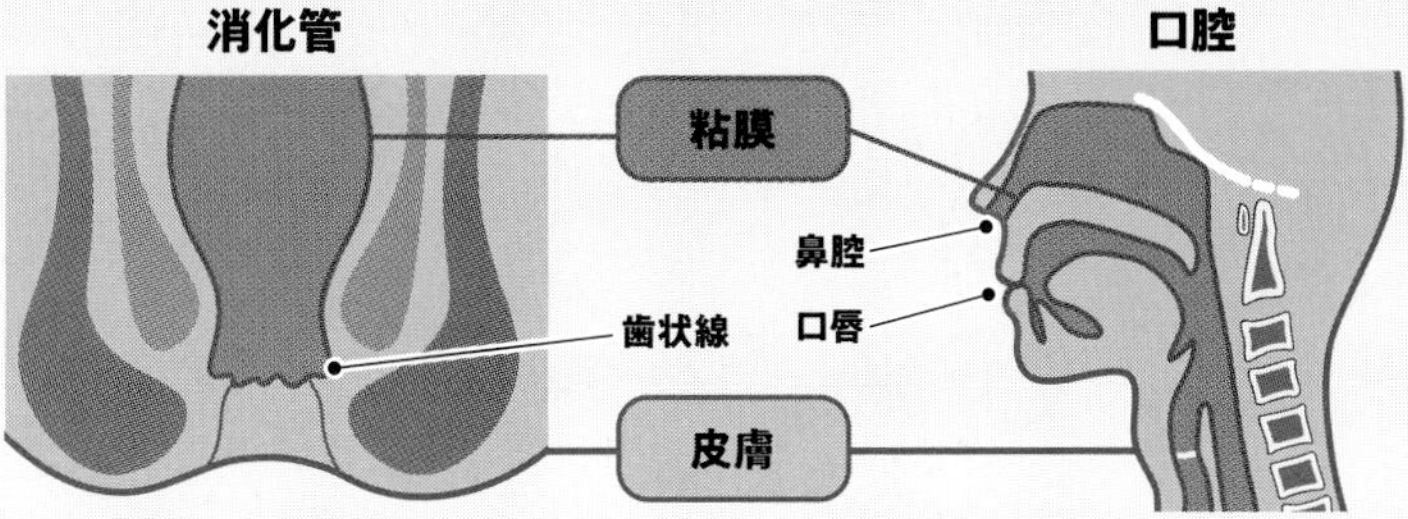

歯状線が皮膚と粘膜の境目

肛門の入り口から3～4センチ上にある歯状線が皮膚と粘膜の境目になります。歯状線から上の粘膜には痛覚がなく、痛みを感じないのが特徴です。

口唇が皮膚と粘膜の境目

口唇が皮膚と粘膜の境目にあたり、口唇自体は粘膜になります。消化管ではありませんが、鼻腔《びくう》も粘膜と皮膚の境目になります。

口唇は粘膜がめくれて外に出ている稀な器官

人間の口唇は粘膜の一部がめくれあがってできていて、表皮の一部である角層が極端に薄く、血管（血液）の色が見えるため赤くなっています。粘膜が外に出ている口唇は、人間だけが持つ特徴的な器官です。

のが特徴です。

そして、この粘膜と皮膚の境目となるのが口と肛門です。口の場合、皮膚と粘膜の境目となっているのは「口唇《こうしん》」です。口唇は乾燥しているので皮膚のように思われますが、じつは粘膜がめくれて露出している珍しい器官です。粘液はありませんが、薄い皮に覆われているだけなので、血流が透けるため赤く見えます。

肛門は消化管の出口です。肛門の内側にある「歯状線」が、皮膚と粘膜の境目になります。

口と肛門は、見た目も機能もまったく異なりますが、体の外側と内側との境目となっているという点が共通しているのです。

第1章 05

うんちをなぜ溜められるのか？

人間はうんちをある程度までは溜めておくことができますが、これは自律神経の働きにより自動で肛門を締める内肛門括約筋が大きく関係しています。

うんちは大腸で作られる

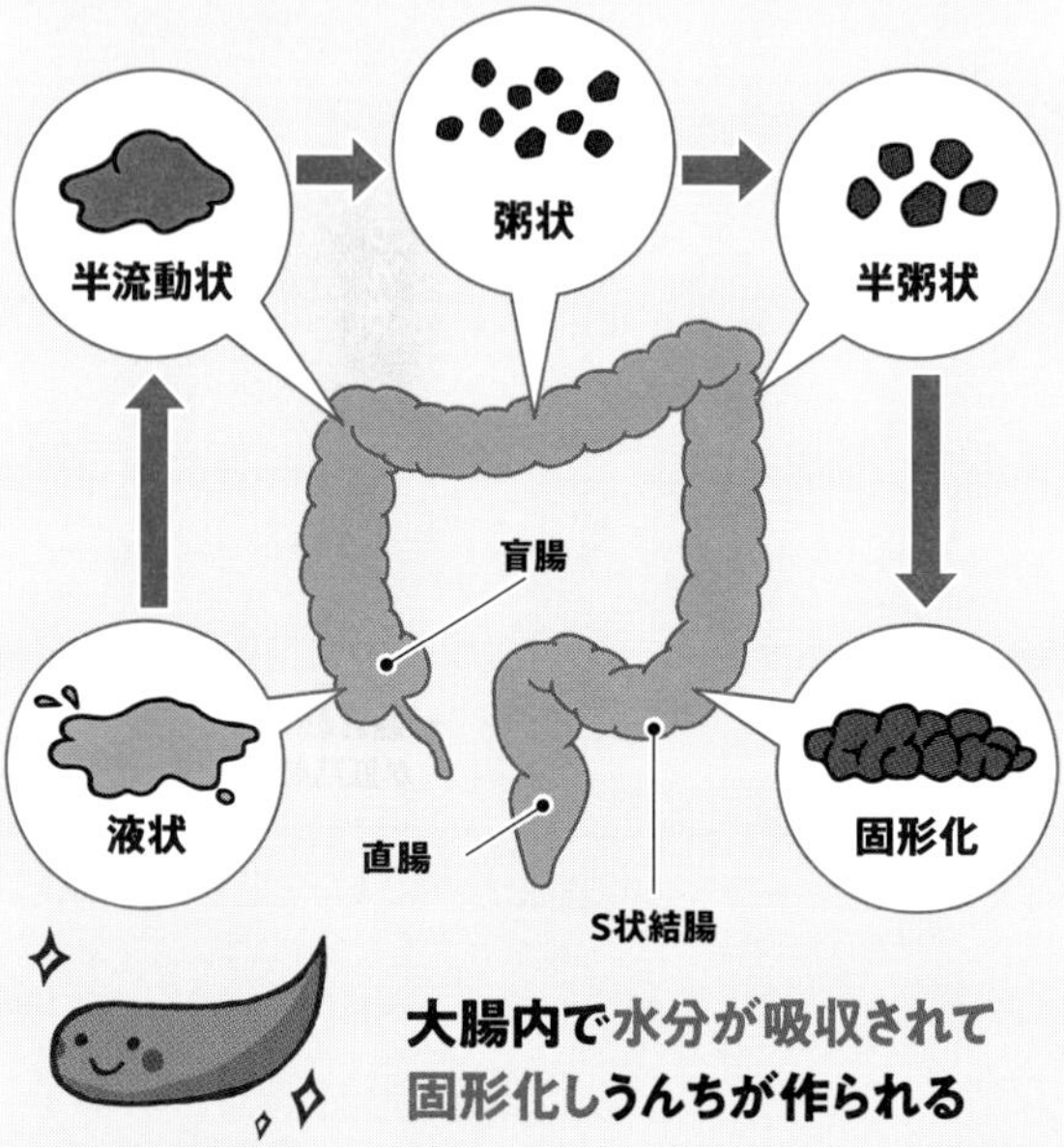

液体の状態で大腸に届いた食べ物は、結腸《けっちょう》（盲腸からS状結腸までの部分）を進むうちにだんだんと水分が吸収され、直腸《ちょくちょう》に届くときには固形化したうんちになっています。

大腸で固形化したうんちはS状結腸にいったん溜まる

口から入った食べ物は、消化管を通る間に消化、吸収が進み、大腸に届くころには食物繊維などの食べかすと消化液などの水分が混ざりあった液状になっています。大腸は水分を吸収する働きがあり、大腸を進む間に液状から半流動状、粥状、半粥状と変化し、大腸の末端にあたる「S状結腸」に届きます。

S状結腸は文字通りS字状に曲がっていて、屈曲部にうんち

うんちは直腸に溜まる

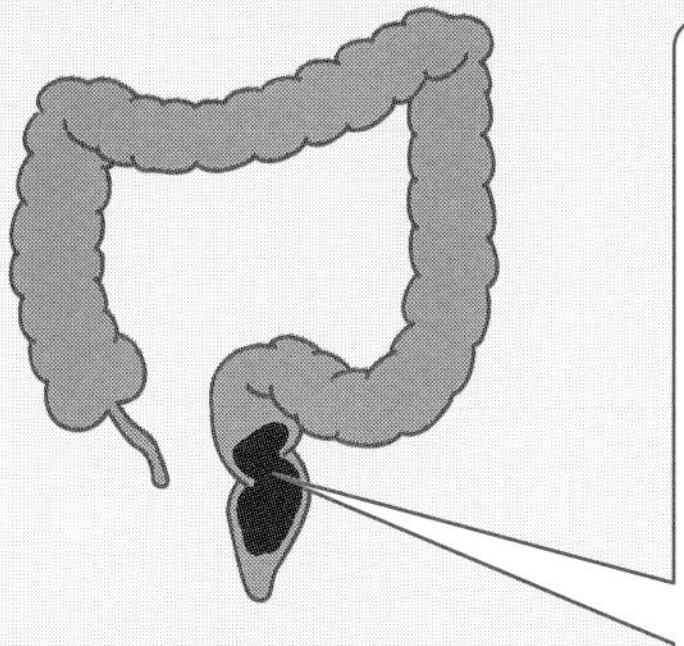

うんちが直腸に届くと直腸壁が伸びて溜める

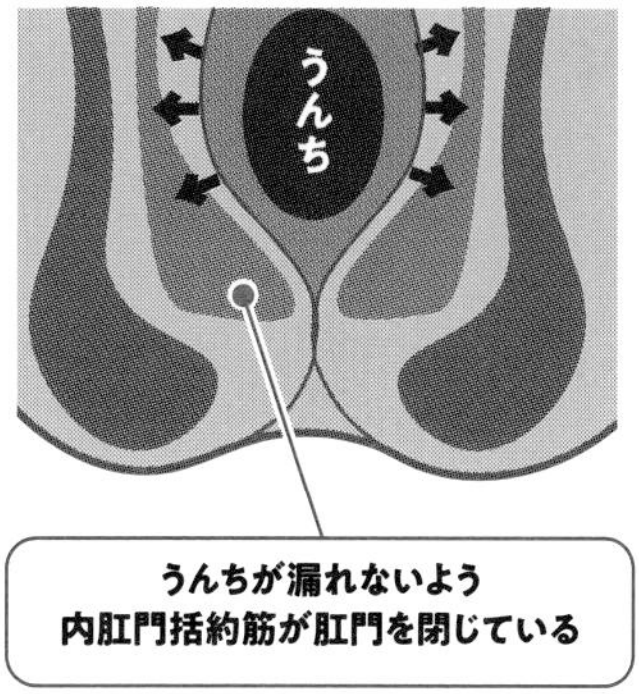
うんち
うんちが漏れないよう
内肛門括約筋が肛門を閉じている

直腸壁は伸長性に富んでいるため、うんちを溜めることができます。一定量溜まるまでは、自律神経の働きで内肛門括約筋が肛門を締めており、うんちが漏れ出る心配はありません。しかし、一定量を超えると直腸壁の刺激が伝わり便意を感じるようになります。

直腸と肛門の角度の秘密

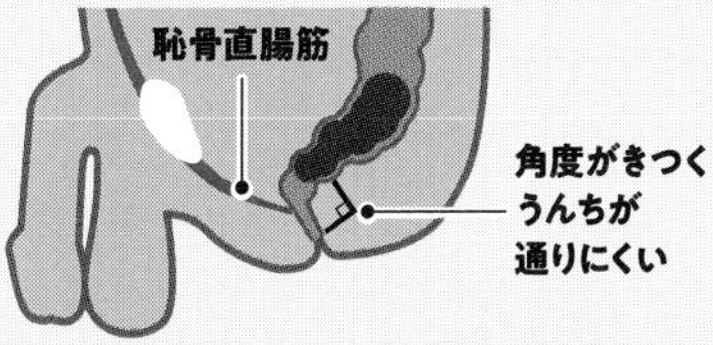
恥骨直腸筋
角度がきつく
うんちが
通りにくい

肛門と直腸がなす角度を「直腸肛門角《ちょくちょうこうもんかく》」と呼びます。 通常は、「恥骨直腸筋《ちこつちょくちょうきん》」により引き寄せられてほぼ直角になるため、うんちは肛門に移動しにくいのです。

がとどまるようになっており、ここで水分が吸収され固形化し、うんちができます。

そして、食事などの刺激が大腸に伝わると、S状結腸から直腸にうんちが送り出されますが、直腸の壁は伸長性に富んでいるため、ある程度はうんちを溜めておくことができます。

直腸の下端は肛門で、直腸がうんちでいっぱいになるまでは、自律神経で働く「内肛門括約筋」が自動的に肛門を締めているため、うんちが漏れ出る心配はありません。

また、直腸と肛門の角度にも秘密があり、直立姿勢のときはほぼ90度になっているため、直腸に溜まったうんちが肛門のほうへ動きにくくなっています。

便意はどうなると起きるの？

「うんちを出したい」と感じる便意は、直腸にうんちが一定量溜まることで発生しますが、その仕組みには起床や食事が大きく関係しています。

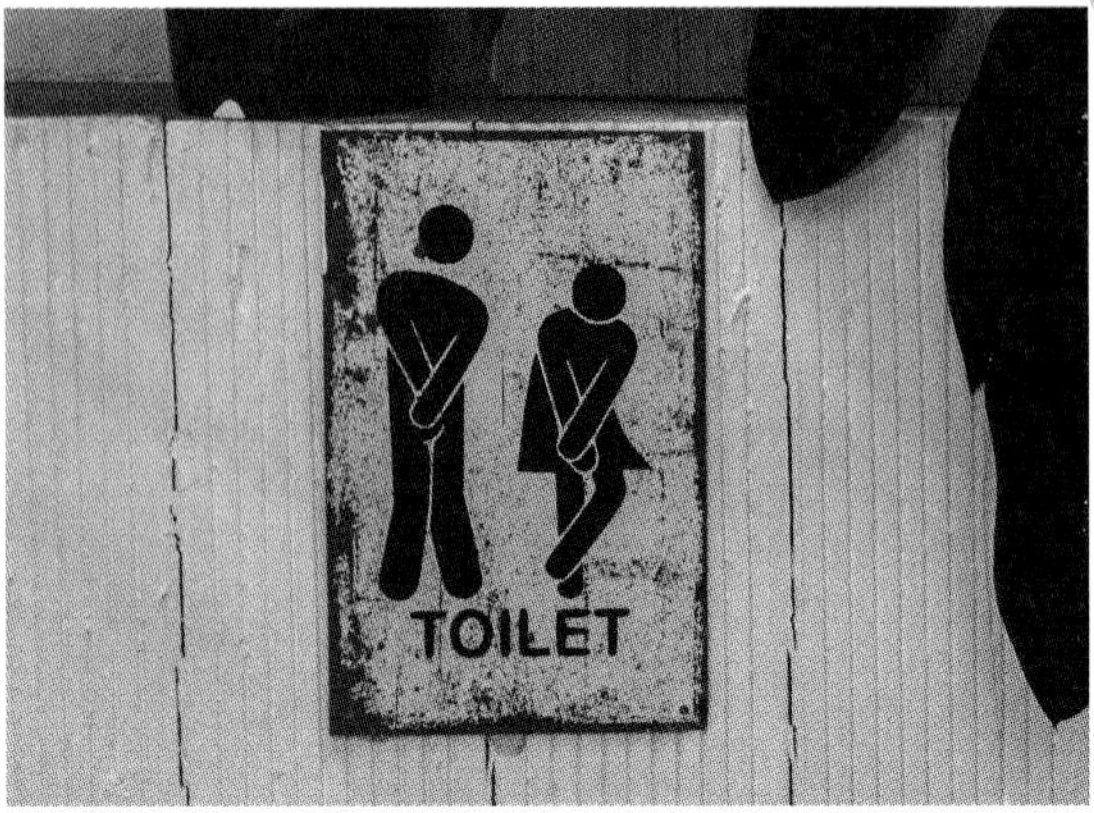

時として私たちを困らせる便意。その発生のメカニズムは、複雑で精緻なものです。

うんちが直腸に移動すると「便意」が発生する

「便意」を感じるきっかけは、直腸内の圧力が高く（40〜50mmHg以上）なることです。圧力によって「直腸壁」が受けた刺激が「骨盤神経《こつばんしんけい》」から「仙髄《せんずい》」の「排便中枢《はいべんちゅうすう》」に伝わり、さらに「視床下部《ししょうかぶ》」を経て「大脳皮質《だいのうひしつ》」の「感覚野《かんかくや》」に伝達され、「便意」を感じます。

同時に、排便中枢から直腸を収縮して「内肛門括約筋」を弛緩させる命令が伝わり、うんちが出せる状態になります。これを「排便反射《はいべんはんしゃ》」と呼びます。

S状結腸に溜まっているうんちが、直腸に送り出されるきっかけはふたつあります。ひとつは、胃に食べ物が入ることで、うんちを送り出す腸の運動が促される「胃《い》・結腸反射《けっちょうはんしゃ》」、もうひとつは、朝、目が覚めて横になった状態から起き上がると腸の運動が促される「姿勢・結腸反射」と呼ばれるものです。このふたつの反射により、直腸にうんちが送り込まれ、便意を感じるきっかけになるのです。

直腸内の圧力が刺激となり便意を感じる

胃・結腸反射

胃に食べ物が入ってくると、その刺激で大腸の蠕動運動が始まり、うんちが直腸に送られやすくなります。これを「胃・結腸反射」と呼びます。胃が空になっている時間が長ければ長いほど、この反射が強くなる傾向があります。そのため、朝食後に一番強い反射が起こりやすくなっています。

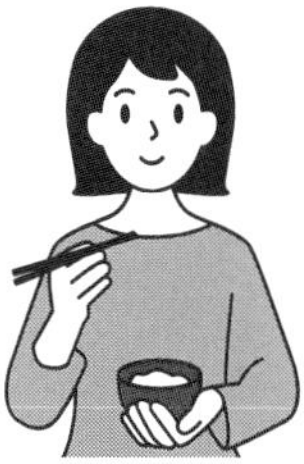

姿勢・結腸反射

睡眠から目覚めて起き上がると、その刺激で腸管の盲腸側が収縮し、肛門側が弛緩して内容物を先へ押し出していく「蠕動《ぜんどう》運動」が始まり、うんちが直腸に送られやすくなります。これを「姿勢・結腸反射」と呼びます。

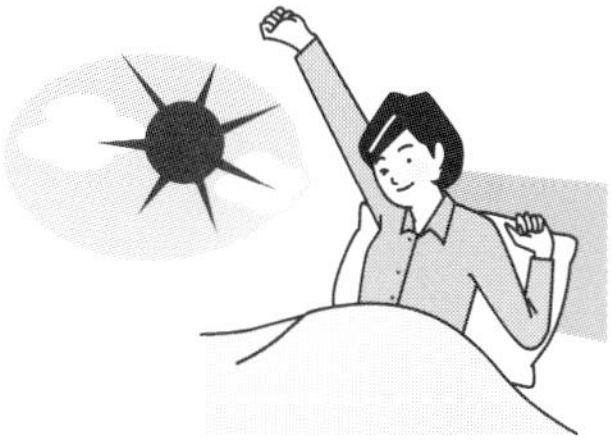

排便反射

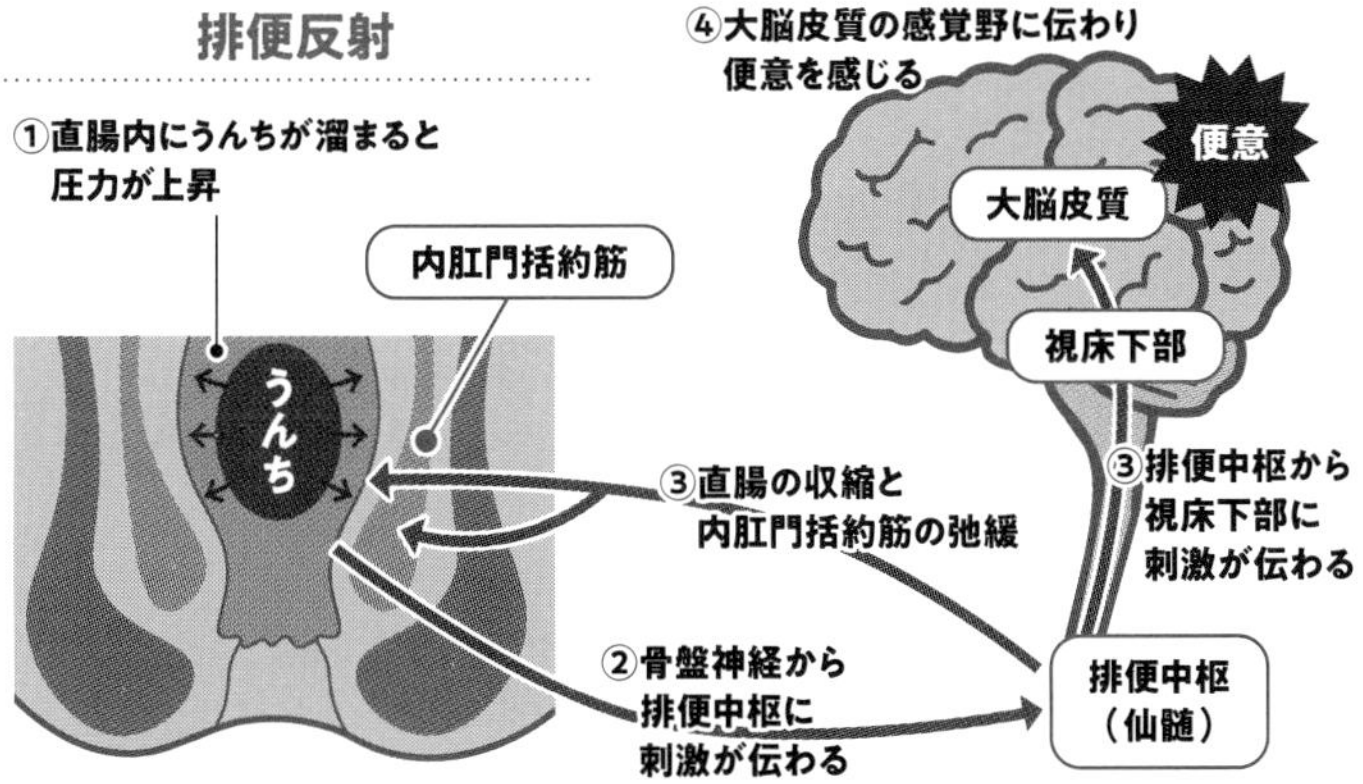

直腸内にうんちが溜まり圧力が高まると、排便をコントロールする役割を持つ排便中枢に刺激が伝わります。排便中枢と直腸は自律神経である副交感神経でつながっており、直腸の収縮と内肛門括約筋の収縮が起きます。同時に、この刺激は感覚を司る大脳皮質の感覚野に伝達され「便意」として知覚されます。

第1章 07

うんちをぎりぎりまで我慢できるワケ

便意を感じても、人間はぎりぎりまでうんちを我慢することができます。その秘密は自分の意志でコントロールできる「外肛門括約筋」にあります。

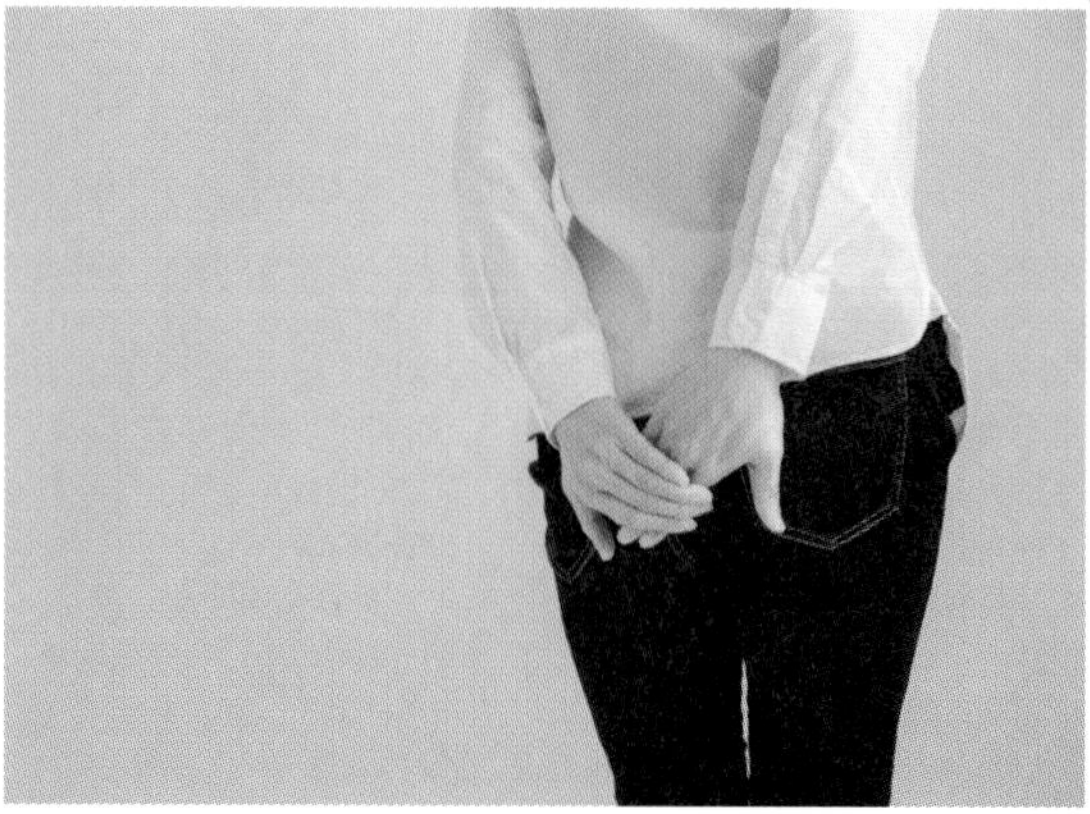

人間は自分の意志で肛門を閉じることができるため、便意を感じてもしばらくは我慢できます。

自分の意思で肛門を閉じるもうひとつの括約筋

前項で解説したように、便意を感じているということは、内肛門括約筋が弛緩することで肛門が開き、直腸が収縮してうんちを押し出そうとしている状態です。すぐにでもうんちが出てしまってもおかしくありませんが、私たちはぎりぎりまでうんちを我慢することができます。それは、いったいなぜなのでしょうか？

その秘密は「外肛門括約筋」にあります。この筋肉は、自分の意志で動かすことができる「随意筋《ずいいきん》」で、脳からの命令で肛門をしっかりと締めておくことができるのです。

便意を感じても脳が周囲の状況から「うんちを出してはいけない」と判断した場合は、外肛門括約筋を緊張させ肛門を閉じ、我慢することができます。

逆に、トイレに入っているなど、「うんちを出してもいい」状況だと判断すれば、外肛門括約筋を弛緩させて肛門を開き、うんちが出せるのです。

脳が状況から排便するか否かを判断

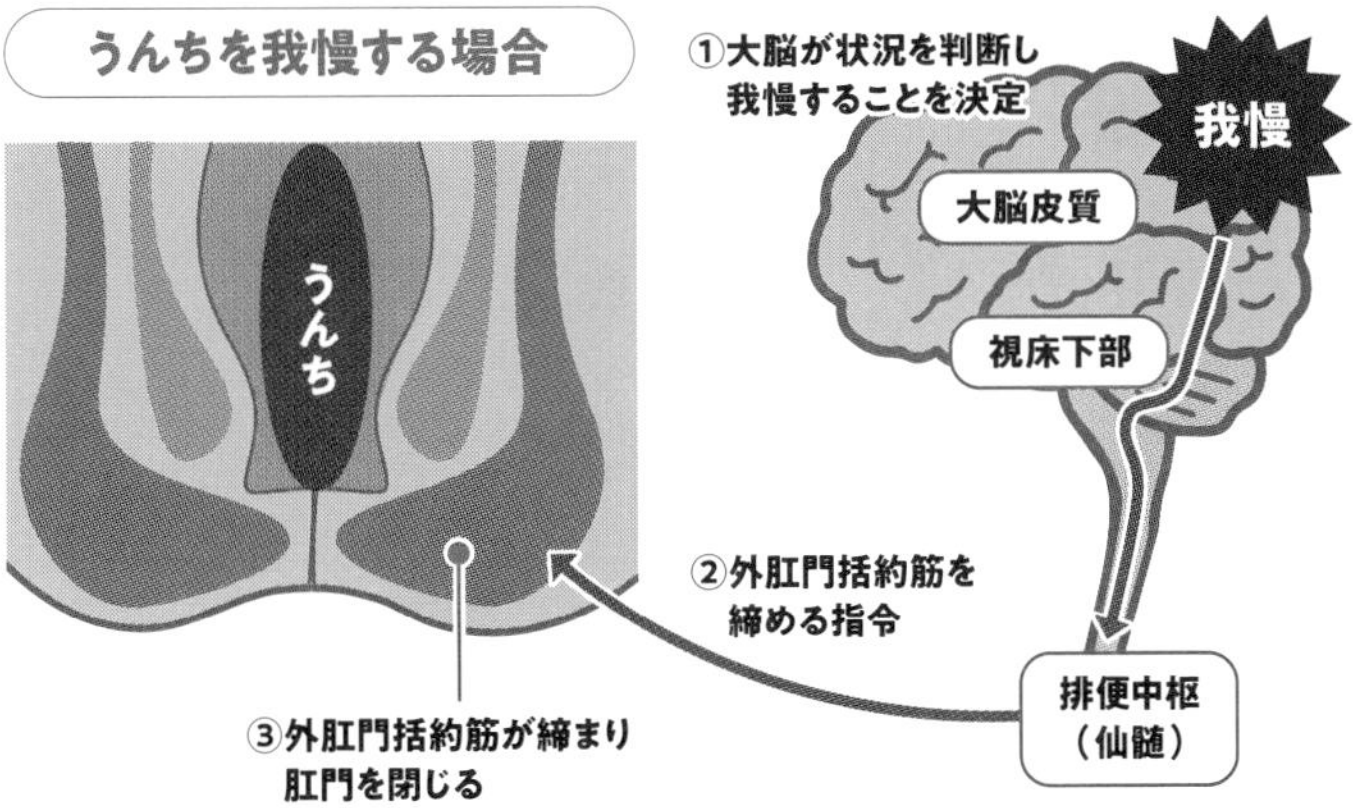
うんちを我慢する場合
うんち
①大脳が状況を判断し
我慢することを決定
我慢
大脳皮質
視床下部
②外肛門括約筋を
締める指令
排便中枢
（仙髄）
③外肛門括約筋が締まり
肛門を閉じる

便意を感じても、今うんちをしていいかどうかの判断を脳が行い、ダメな場合は脳から排便を我慢する命令が送られ、外肛門括約筋が緊張して肛門を閉じます。

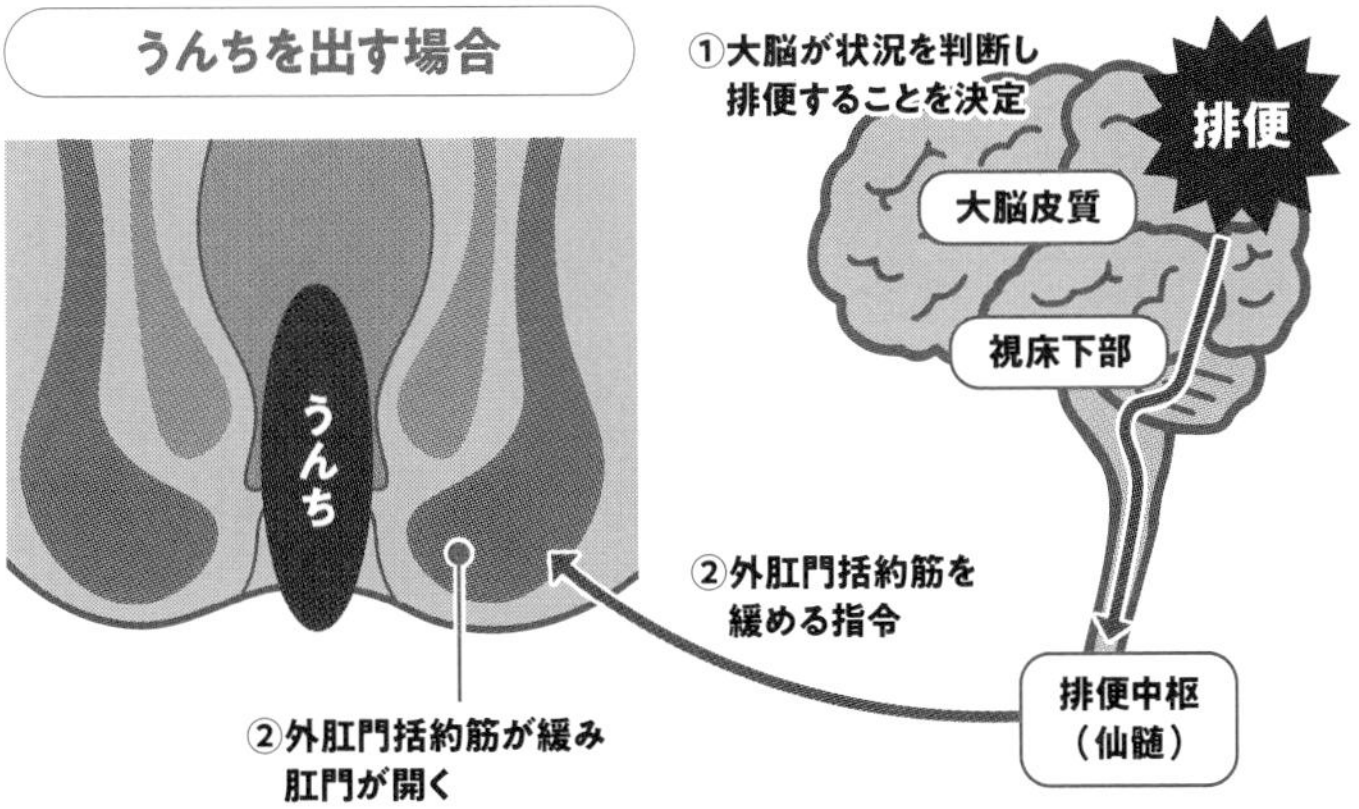
うんちを出す場合
うんち
①大脳が状況を判断し
排便することを決定
排便
大脳皮質
視床下部
②外肛門括約筋を
緩める指令
排便中枢
（仙髄）
②外肛門括約筋が緩み
肛門が開く

トイレに入って便器に腰掛けた状態のように、うんちをしていいと脳が判断すると、脳が排便の命令を送り、外肛門括約筋が弛緩して、肛門が開きます。

第1章 08

おならが自然に出るのはいいこと？ 悪いこと？

音や臭いをともなって意識せずに出るおならは、とてもやっかいなものです。しかし、おならが自然に出ることは、ある意味健康の証でもあるのです。

おならはガスを放出する生理現象

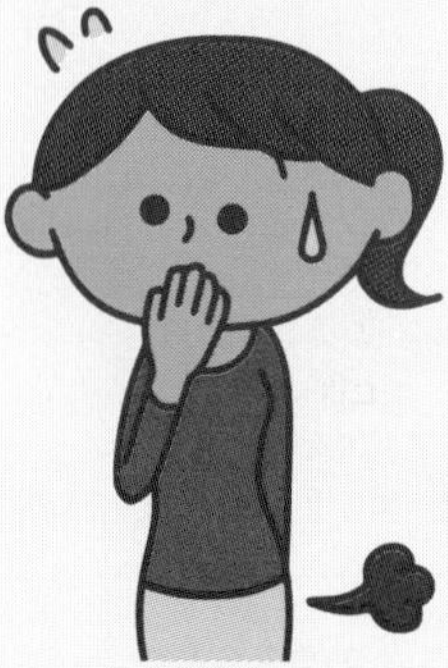

恥ずかしいおならだが必要かつ正常な生理現象

おならを人前でするのは、マナー違反で恥ずかしいことと考える人が多いと思われますが、体内のガスを肛門から排出するために必要で正常な生理現象であることも理解しておきましょう。

おならが増える原因

- 肉類の食べ過ぎ
- 食物繊維の食べ過ぎ
- ストレス
- 睡眠不足
- 呑気症《どんきしょう》
- 過敏性腸症候群
- 大腸の病気

回数が多い場合は病気の可能性も

おならの回数が増える原因は、肉類や食物繊維のとり過ぎ、ストレスや睡眠不足などが考えられます。しかし、回数が異常に多い場合は、大腸の病気の可能性もあります。

やっかいな「おなら」は大切な生理現象のひとつ

周りにたくさん人がいる状況で、おならが「プッ」と出てしまい恥ずかしい思いをした方は少なくないでしょう。音と臭いがやっかいなおならですが、消化管内に溜まったガスを体外へ放出する正常な生理現象です。

もし、おならが出ないと、ガスが消化管内に溜まってお腹がパンパンに張ってしまい、排便にも悪影響が出てしまいます。

つまり、おならが自然に出るの

肛門括約筋の微調整でおならだけ放出

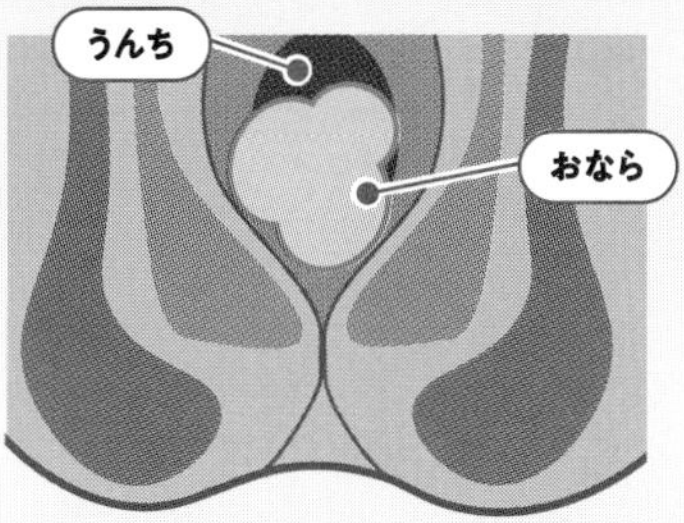

ガスが直腸に溜まるとセンサーが感知する

食事のときに飲み込んだ空気や消化管内で発生したガスは大腸に送られます。大腸で吸収されなかったガスが直腸に溜まると、肛門上部の感覚受容器というセンサーがそれを感知します。

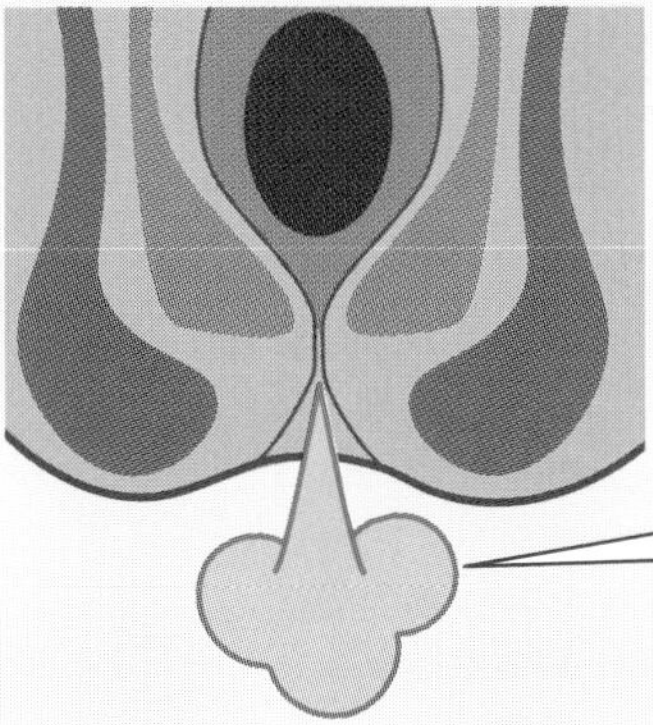

肛門括約筋がわずかに開いてガスだけを逃がす

ガスが溜まったことを感知すると、内肛門括約筋がわずかに弛緩して、ガスだけを放出します。これがおならです。

おならの音は皮膚の振動

おならの音は、肛門をガスが通過するときに皮膚が振動して発生しています。

は体にとって必要でいいことなのです。

意識せずにおならが出てしまうことがありますが、これは肛門上部にある感覚受容器《かんかくじゅようき》がうんち(個体)なのか、おなら(気体)なのかを判別して、おならのみを自動で放出する仕組みが備わっているからです。

感覚受容器がおならだと識別すると、内肛門括約筋がわずかに弛緩し、気体のおならだけが通れるくらいの隙間を肛門に作り出します。

この隙間から、気体であるおならだけが放出されるのですが、「おならが出そう」と感じた場合は、意識的に外肛門括約筋を緊張させて肛門を閉じ、放出を止めることもできます。

第1章 09

肛門を自然に締めるふたつのクッション

肛門はふたつの括約筋で閉じられていますが、その働きをサポートし、しっかりと密着させるふたつのクッションが存在します。

クッションの役割を持つ「静脈叢」

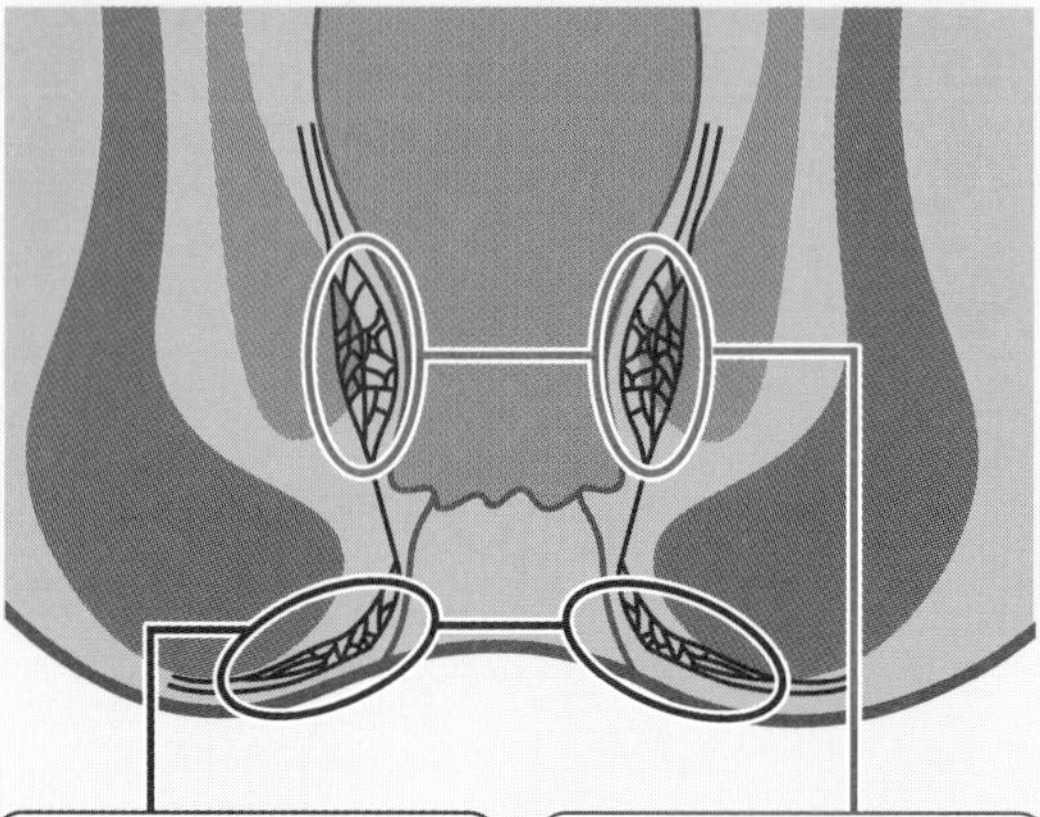

外痔静脈叢

歯状線より下の肛門の出口付近に存在するのが、外痔静脈叢です。弾力性のある柔らかい組織で、肛門の外側をしっかり密着させる役割を担っています。

内痔静脈叢

歯状線よりやや上の直腸の周囲にあるのが、内痔静脈叢です。弾力性のある柔らかい組織で、肛門の内側をしっかり密着させる役割を担っています。

静脈が集まってできたクッションのような組織

肛門を閉じる筋肉である内肛門括約筋と外肛門括約筋について解説してきましたが、じつはこのふたつの括約筋以外にも肛門を閉じる役割を持つ器官が存在します。それは、「内痔静脈《ないじじょうみゃく》叢《そう》」と「外痔静脈叢《がいじじょうみゃくそう》」という、ふたつの「静脈叢」です。

「叢」というのは、むらがり集まっている様子を表す漢字で、静脈が細かく枝分かれして網の目をつくる「静脈網《じょうみゃくもう》」が、立体的に

肛門括約筋と静脈叢が肛門をしっかり閉じる

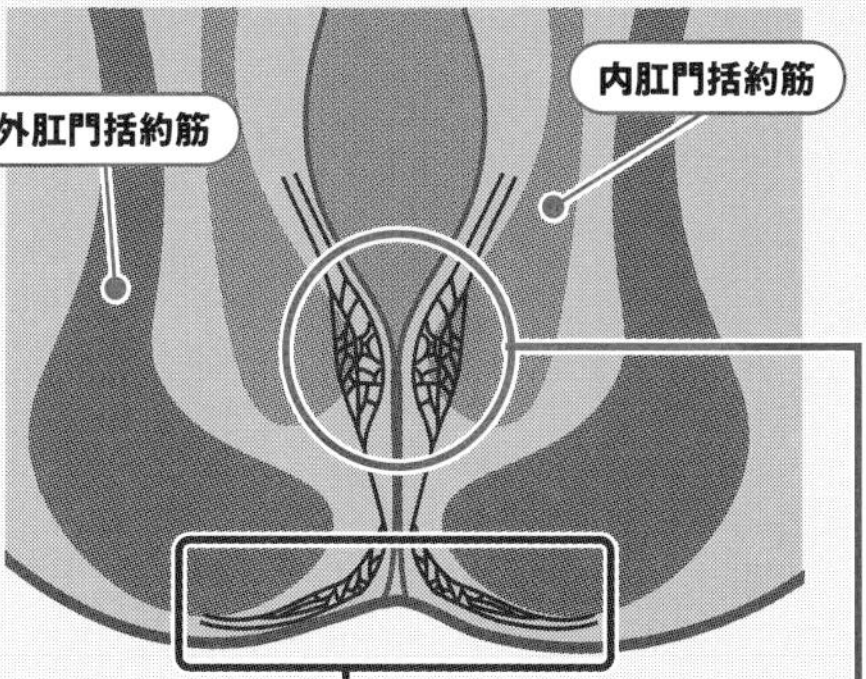

柔らかい静脈叢がぴったり密着して肛門を閉じている

肛門括約筋が緊張し、肛門が閉じている状態のとき、柔らかい組織の静脈叢がぴったりと密着することで、隙間なく肛門を閉じることができます。口唇をすぼめたとき、口唇の柔らかい部分が密着しているのと似たような状態です。

外痔静脈叢は肛門側のクッション

外肛門括約筋が緊張して肛門を閉じているとき、柔らかいクッションのような外痔静脈叢がぴったりと密着し、肛門を密閉します。この肛門側のクッションの働きで、うんちを漏らすことなく、便意を我慢することができます。

内痔静脈叢は直腸側のクッション

自律神経の働きで内肛門括約筋が緊張して肛門を閉じているとき、柔らかいクッションのような内痔静脈叢が肛門を密閉します。下痢になってしまった場合でも、液状のうんちが漏れ出ることはありません。

重なっているものが静脈叢です。

静脈叢は、柔らかいクッションのような弾力性のある組織になっており、肛門をぴったりと密着して閉じる役割を担っています。

内痔静脈叢は、皮膚と粘膜の接合部である歯状線より上部に存在し、内肛門括約筋と連携して肛門をぴったりと閉じる役割があります。

外痔静脈叢は、歯状線の下、肛門管内から肛門外縁下付近にあり、外肛門括約筋と連携して肛門をぴったりと閉じる役割があります。

これらの静脈叢がなんらかの理由でうっ血して静脈瘤ができると、肛門の病気である「痔」の原因になります。

第1章 10

性別で肛門は違う?

男性と女性の下半身の構造は、性器や関連器官に大きな差があるほか、体を支える骨盤の形状も大きく異なります。

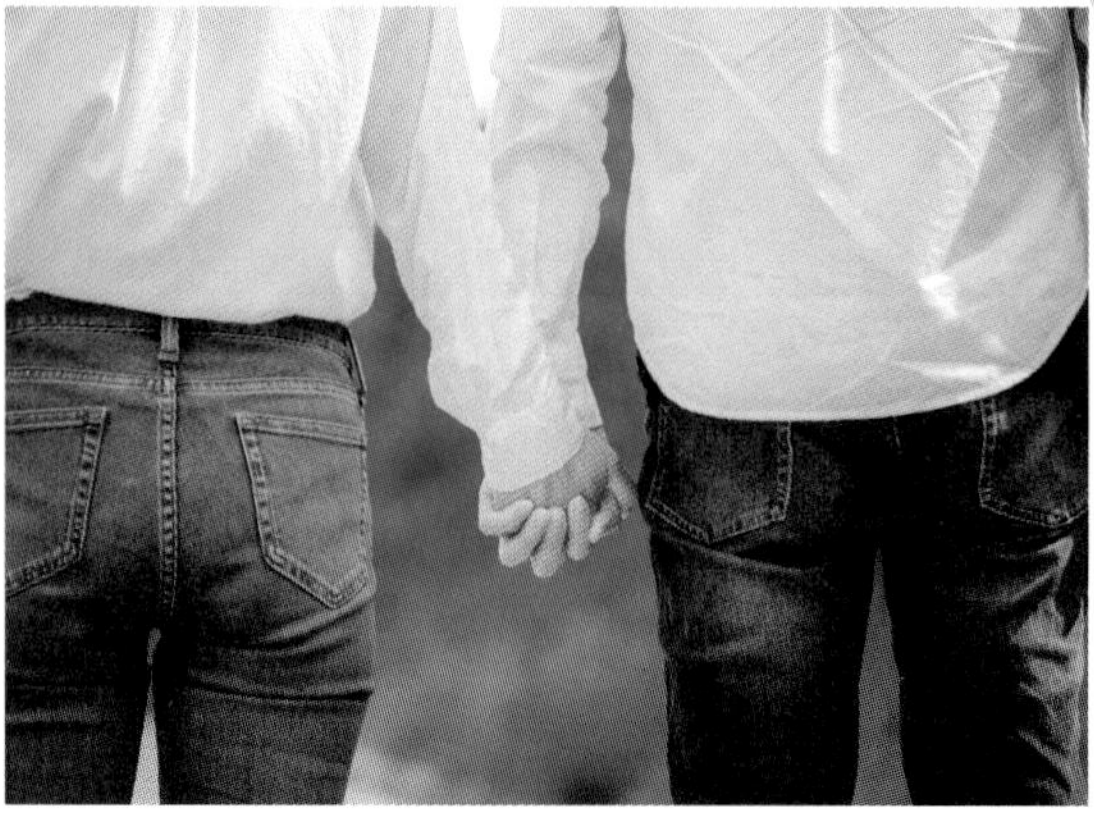

お尻を見れば男性か女性かがわかるのは、内部の骨盤形状の差が大きいためです。

性差の大きい下半身だが肛門には性差は存在しない

直腸や肛門がある下半身は、もっとも性別による差が大きい部分です。男性器と女性器は外見が大きく異なりますし、付随する器官の大きさや形状もまったく違います。

また、「骨盤《こつばん》」と呼ばれる、腰にある骨の形状にも違いがあります。骨盤は脊柱と大腿骨との間にあり、体を支える役割を持つとても重要な骨です。

男性の骨盤は幅が狭くて深い「バケツ型」なのに対し、女性は幅が広くて浅い「洗面器型」になっているという特徴があります。女性は妊娠、出産に適した形状になっていて、人体のなかで男女の差がもっとも顕著な骨のひとつです。

この骨盤に囲まれている空間を「骨盤腔《こつばんくう》」と呼びます。骨盤腔には、S状結腸、直腸、肛門、膀胱《ぼうこう》、尿道が収まっており、男性は精巣、女性は、子宮、卵巣、卵管、膣といった器官が加わります。

直腸と肛門は男女共通の器官

性別で肛門周辺の構造は異なる

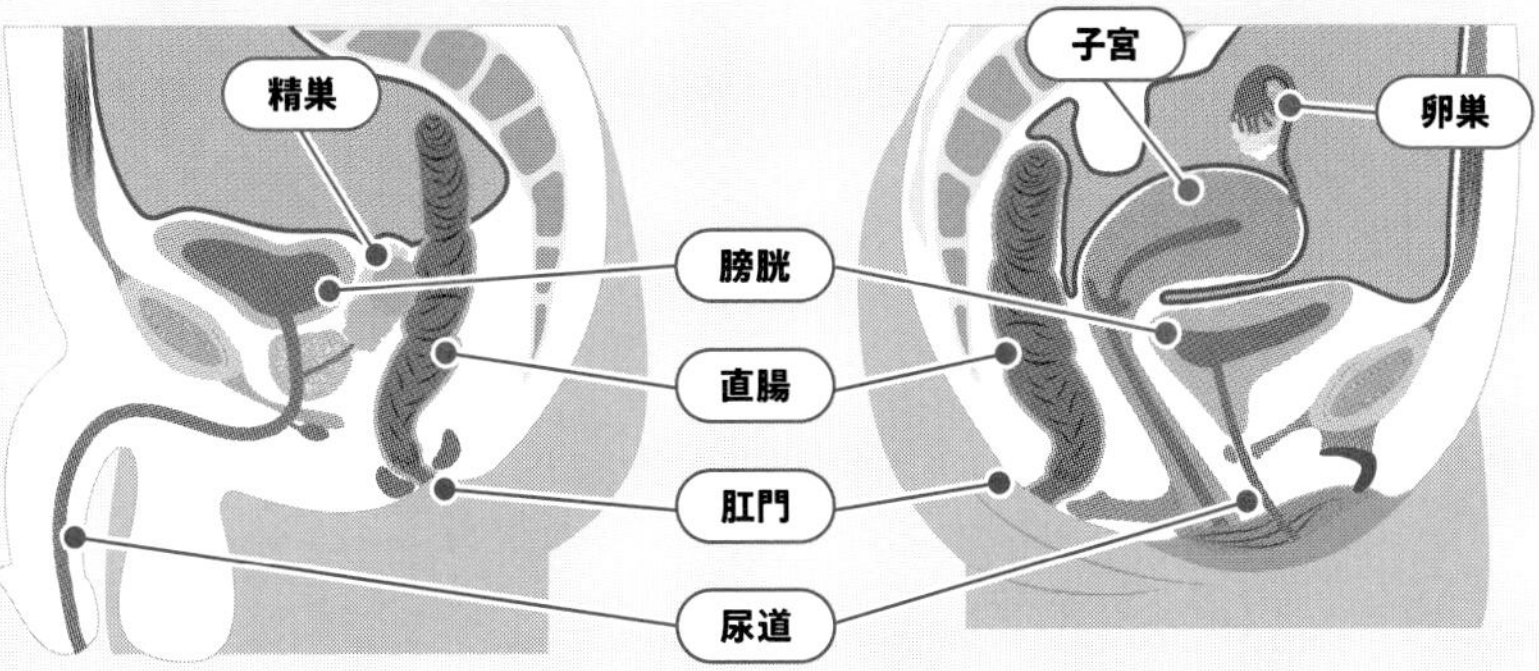

子宮が存在しないため構造がシンプルな男性

男性の骨盤は狭くて深く、子宮が存在しない分、女性よりもシンプルな構造になっています。直腸と肛門周辺の構造は大きく異なりますが、肛門は男性も女性も同じで、性別による差はありません。

直腸と子宮や膣が近く女性特有の病気の原因に

女性は、直腸と膣が隣合わせになっているのが構造上の大きな特徴です。直腸と膣の間には壁がありますが、加齢などでこの壁が弱くなると、直腸が膣から飛び出してしまう「直腸瘤」という病気になります。

となっており、構造の差や外見の差はありません。ただし、女性は直腸の横に子宮と膣があり、その間の壁が弱くなることで直腸が膣から飛び出してしまう「直腸瘤《ちょくちょうりゅう》」（詳細は58ページ）という病気になってしまうことがあります。

ミニコラム

便秘と女性ホルモンの関係

世の女性を悩ませる「便秘」。その原因のひとつとして、女性ホルモンの「プロゲステロン」の影響があります。このホルモンは、大腸の蠕動運動を抑え、体に水分を溜め込む作用があります。そのため、腸が動きにくく、便の水分が少なくなってしまうと考えられています。

肛門の内側はとてもデリケート！

肛門の内側にある直腸は、厚さわずか5ミリの直腸壁でできています。痛みは感じず伸長性もありますが、とてもデリケートで傷つきやすくなっています。

直腸壁の厚さはわずか5mm

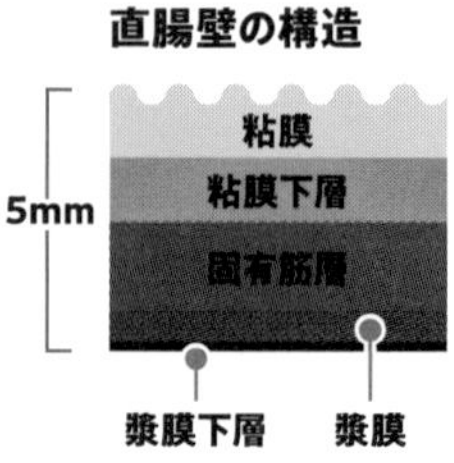

直腸壁は薄くて弱い

直腸壁は、内側から粘膜、粘膜下層、固有筋層、漿膜《しょうまく》下層、漿膜の5層構造になっており、全体の厚さは約5ミリ。直腸の粘膜は約0.2～0.4ミリの厚さしかなく、とてもデリケートです。

直腸の表面は粘液で保護されている

肛門の外側は角質層に覆われた皮膚になっているため、ある程度の強度を持っています。しかし、肛門の内側、歯状線より上の直腸の壁は、約5ミリの厚さしかありません。しかも、柔らかい粘膜で形成されているため、皮膚に比べると強度はかなり落ちます。

ただし、肛門を入ってすぐの「下部直腸」と呼ばれる部分は、直腸壁の外側を内肛門括約筋が覆っていて、筋肉の鎧に守られています。一方、下部直腸より上の「上部直腸」には筋肉の鎧がないため、とてもデリケートな部分になります。

また、直腸には痛みを感じる神経がありません。そのため、便秘をなんとか解消しようと指を肛門に入れてうんちをかき出す「摘便《てきべん》」といった行為や興味本位で肛門から異物を挿入する行為は、直腸を傷つけていることに気が付かないためとても危険です。絶対に、肛門や直腸をいじるのはヤメてください。

直腸の構造

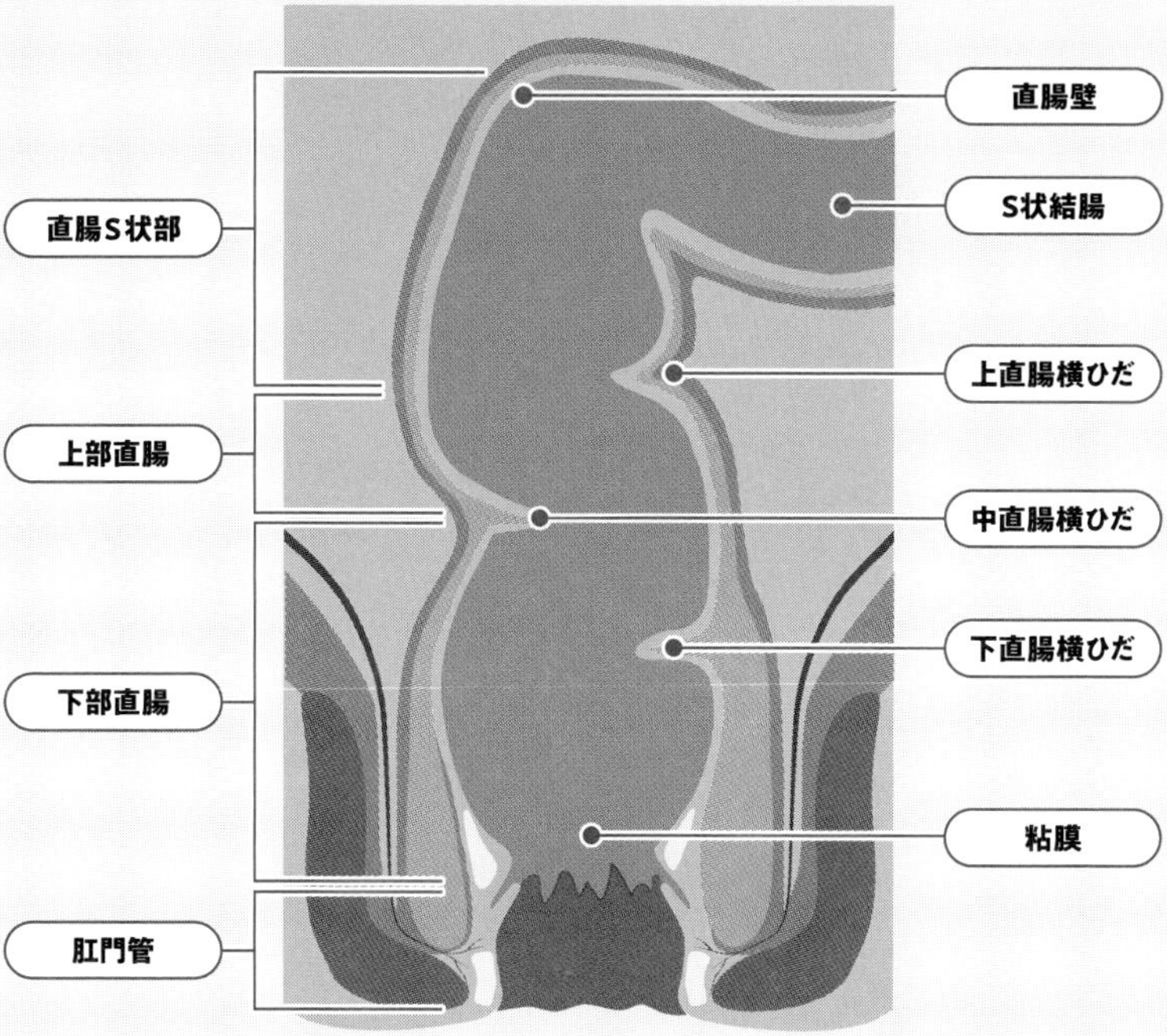

上部直腸

肛門側から数えて２番目の中直腸横ひだから上を上部直腸と呼びます。上部直腸より上は筋肉に覆われていないのが特徴です。

粘膜

消化器や呼吸器などの体の内側の表面にある膜が粘膜です。 この膜からは粘液（粘り気のある液体）が分泌され、粘液層が形成され粘膜を保護しています。

下部直腸

歯状線から中直腸横ひだまでを下部直腸と呼びます。この部分の周囲には内肛門括約筋や内痔静脈叢があり、直腸を守るような構造になっています。

直腸横ひだ

直腸には、うんちの逆流を防ぐ役割を持つ3つのひだがあり、肛門側から「下直腸横ひだ」「中直腸横ひだ」「上直腸横ひだ」と呼ばれます。

肛門はどこまで広がるのか？

出した本人も驚くような太さのうんちが出ることがありますが、はたして人間の肛門はどこまで広がるものなのでしょうか？

肛門が問題なく拡がる大きさは？

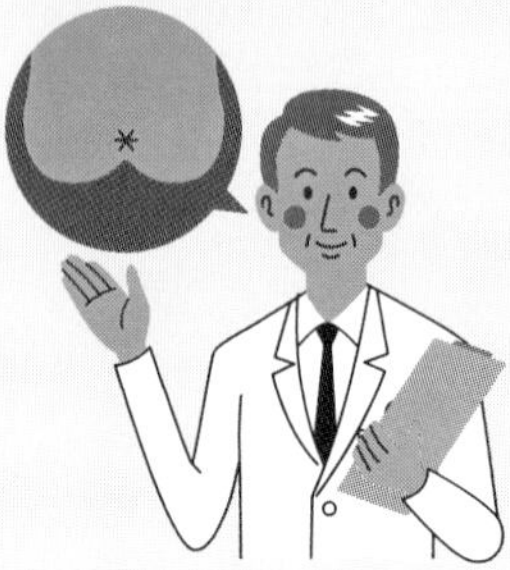

人種や性別に関係なく直径35mmまで拡張する

肛門は直径35ミリメートルまでは問題なく広がります。これ以上広げることもできますが、痛みを伴うほか、痔になったり、肛門括約筋が損傷する可能性があります。

単一乾電池以下の太さならうんちはすんなりと出る！

ウクライナ出身で大腸や食物繊維について研究しているコンスタンチン・モナスティルスキー氏によれば、成人の弛緩した肛門管の開口部は直径35ミリメートルとのことです。つまり、この太さ以下のうんちなら無理なく肛門を通過できます。

直径35ミリメートルは、500円玉（26・5ミリメートル）やペットボトルのふた（約30ミリメートル）よりひと回り大きく、単一乾電池（34・2ミリメートル）とほぼ同じ大きさですので、それなりに太いうんちも問題なく出せると考えてよいでしょう。

もし、これ以上の大きさのうんちになると、排出するために力を入れなければならなくなり、肛門に痛みを感じるようになります。さらに、肛門周辺に負担がかかるため、痔になってしまうリスクも高まります。

また、緊張していると外肛門括約筋を完全に緩めることができず、小さい便でも痛みを感じることがあります。

出典：https://www.gutsense.org/gutsense/the-causes-of-hemorrhoids-and-anal-fissures.html

意外と小さい直径35mm

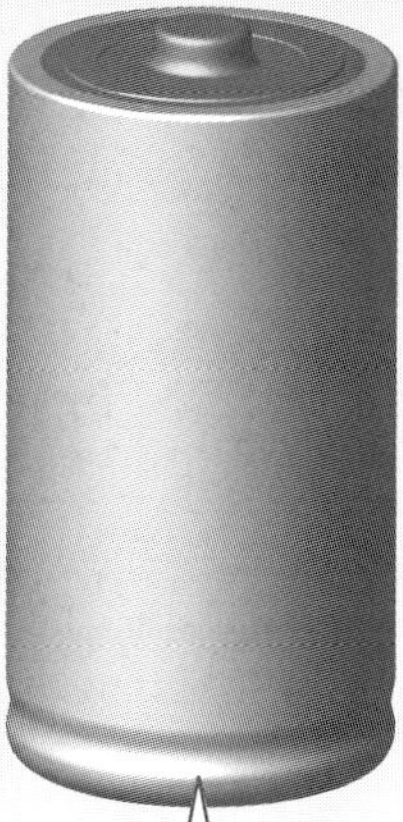

単一乾電池
直径 34.2 mm

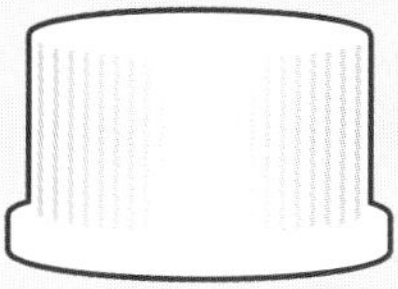

ペットボトルのふた
直径 30 mm

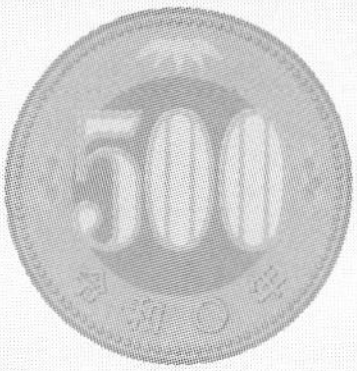

500円硬貨
直径 26.5 mm

直径35mm以上の大きさになると、肛門に痛みを感じるようになる

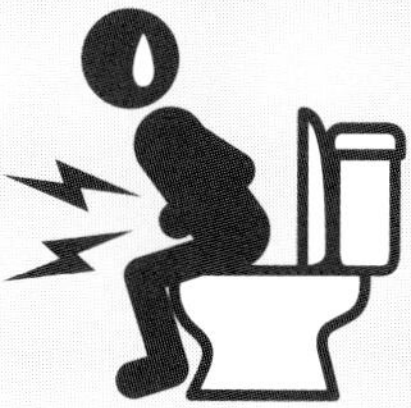

自分のうんちの太さをチェックして、もし35ミリメートルより太いようであれば、肛門に負担がかかっている状態ですので、うんちを細くするために、水分を多くとる、不溶性食物繊維を控えるなどしてください。

うんちが太くなる原因は便秘が多いのですが、そのほか「不溶性食物繊維」のとり過ぎもあげられます。これは、大麦、玄米、ごぼう、にんじん、ほうれん草などに多く含まれており、うんちをかさ増しする効果があります。

ミニコラム

便器は直径44mmまで大丈夫！

驚くほど太いうんちが出てしまい、「流れるかな……」と心配になったことはありませんか？　便器の規格を定める「JISA5207」では、直径44ミリメートルのうんちが流せるかどうかの試験を行っています。極太のうんちもしっかり流せる性能を持っていますので、安心して流してください。

第1章 13

うんちをスッと出す3つの条件！

うんちがなかなか出なくて悩んでいる方は、これから紹介する3つの条件を守ることを心がけてください。きっと、排便の悩みが解消されるはずです。

正しい姿勢を知れば誰でも快便になれる!?

ほとんどの方が洋式便器で用を足していると思われますが、洋式便器での正しい排便姿勢をご存知でしょうか？

正解はロダンの有名な彫刻「考える人」のポーズです。このポーズのポイントは、前かがみでひじをひざの上に置き、かかとを上げていることです。この姿勢をとることで直腸肛門角（18ページ参照）の角度が開き、うんちが肛門に移動しやすくなります。

また、かかとを上げることで、お腹に力を入れやすくなり、しっかりと「いきむ」ことができます。いきみによって、腹筋や横隔膜《おうかくまく》の力を使って、うんちを押し出すことができるのです。

この正しい姿勢に加えて、便意を感じている状態で、直腸が収縮し内肛門括約筋が弛緩して、排便の準備が整っていることも重要です（20ページ参照）。

排便の悩みがある方は、まずは、この3つの条件を守ることから始めてみてください。

排便姿勢はこれで覚えよう！

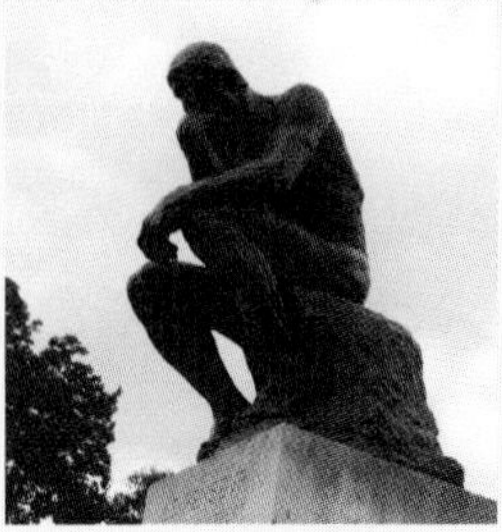

排便姿勢の理想はロダンの「考える人」

ロダンの考える人は、思索にふける人物を描写した像ですが、この彫刻の姿勢は正しい排便姿勢のお手本といえるものです。ぜひ、覚えておいてください。

うんちを気持ちよく出すポイント

①便意

便意は直腸にうんちが溜まり、排便の準備が整っているときに感じます。便意がないのに出そうとしても、体の仕組み上出すことは難しいのです。

②いきみ

腹筋と横隔膜の力を使って、うんちを押し出すいきみですが、強すぎるいきみは血圧を急上昇させますので、いきみ過ぎないよう注意しましょう。

③正しい姿勢

●前傾姿勢
●ひじはひざの上
●かかとを上げる

体を前傾させ、ひじをひざの上に置き、かかとを少し上げるのが、排便時の正しい姿勢です。この3つのポイントを守ることで、うんちが出しやすくなります。

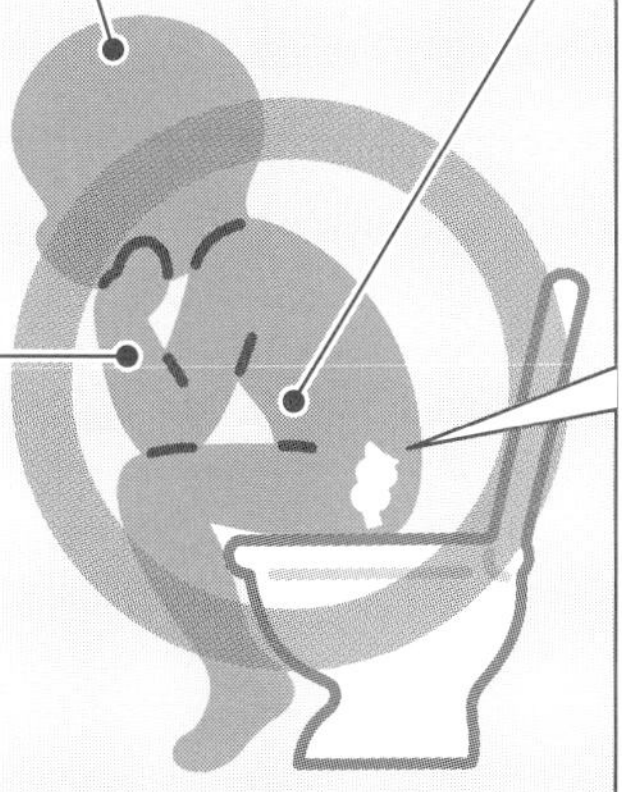

130度が理想

正しい姿勢をとることで、直腸肛門角が開き、うんちが直腸から肛門にスムーズに移動できます。

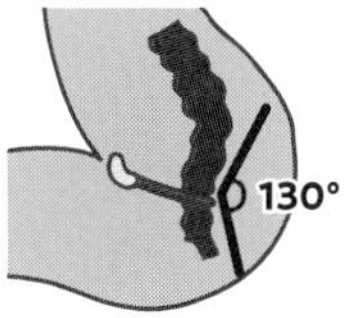

背筋を伸ばして座るのはNG！

●直腸肛門角が直角に近くなり、直腸から肛門にうんちが出にくい
●余計ないきみが必要になる

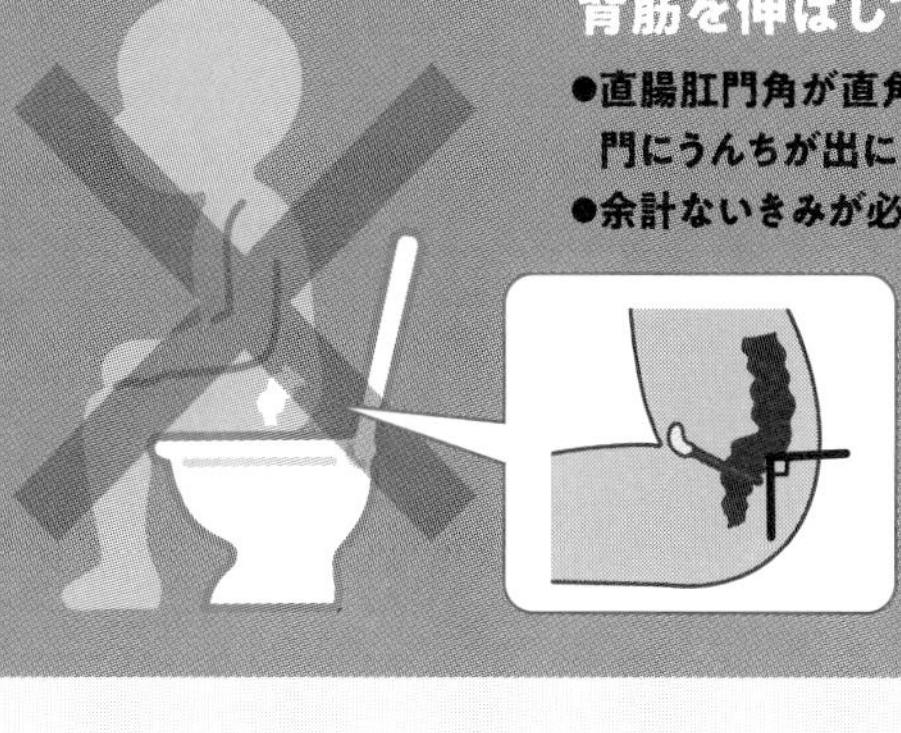

便器に背筋を伸ばして座るのは間違いです。直腸肛門角が直角になって、うんちが移動しにくく、余計ないきみが必要になります。

肛門の代わりになる「人工肛門」とは？

病気やケガなどで直腸や肛門を切除した場合、そのままではうんちを出すことができません。それを解決するのが「人工肛門」です。

人工的に作る肛門（ストーマ）

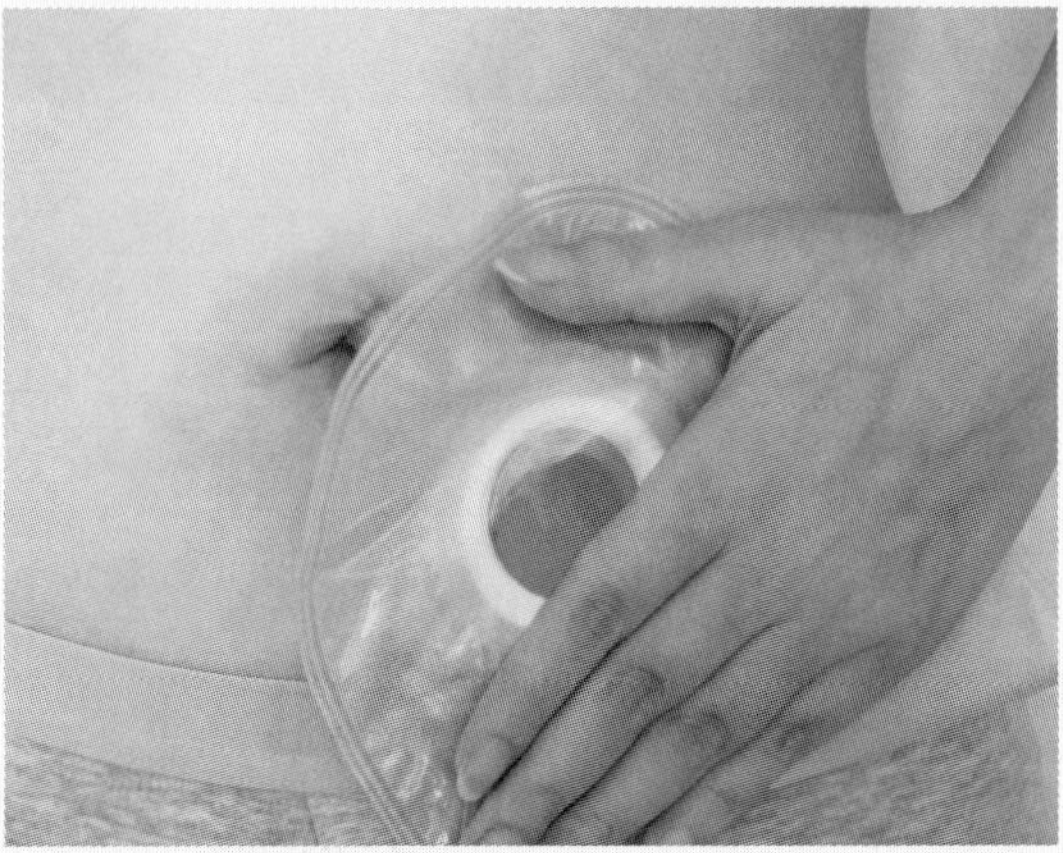

病気などで肛門が使えなくなった方のお腹に手術をしてつくる人工の排泄口

人工肛門はお腹に穴を開け、そこから腸を出して、直接うんちの排泄口をつくります。通常は2～3センチ程度の半球状の赤い腸管がお腹から出ている状態になります。特別な器具を持ち歩いたりする必要はなく、うんちをキャッチする「ストーマ袋」を装着するだけで、普通に生活できます。

腸を体外に出して直接うんちを排泄する

「人工肛門」は、手術によっておなかに新しくつくられた、うんちの排泄口のことをいいます。尿を排泄する人工膀胱も含めて「ストーマ（ストマ）」と呼びます。人工肛門をつくることで、直腸や肛門を切除するなどして使えなくなった方でも、うんちを出すことができます。

人工肛門は、手術によって自分の腸を直接おなかの外に出す方法でつくられます。腸は粘膜

肛門を切除しても普通に生活できる！

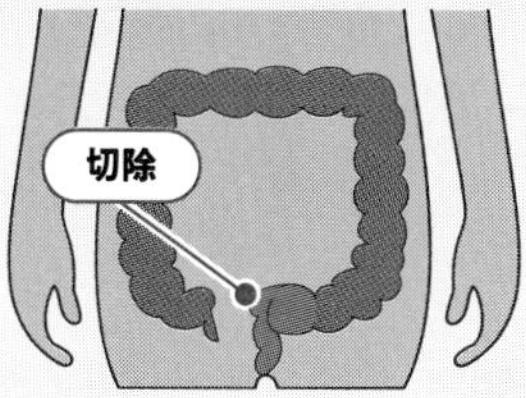

大腸がんなどの病気で直腸や肛門を切除

大腸がんなどの病気や下腹部のケガなどが原因で、直腸や肛門を切除しなければならなくなった場合、排便ができなくなるという問題が生じてしまいます。

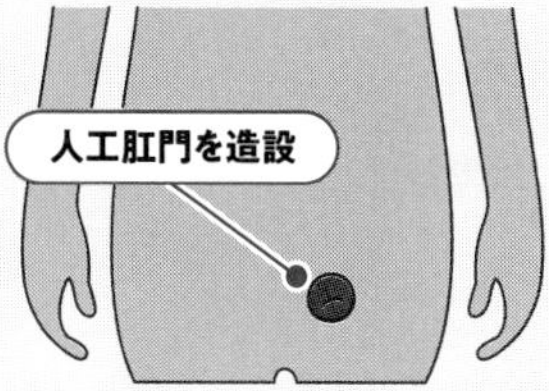

皮膚に穴を開けて腸の一部を外に出し 人工肛門を造設

直腸や肛門を切除した場合、お腹に穴を開けて腸管を出し、肛門の代わりにうんちを出す人工肛門を造設します。直腸や肛門の切除の場合、おへその左下に造設するのが一般的です。

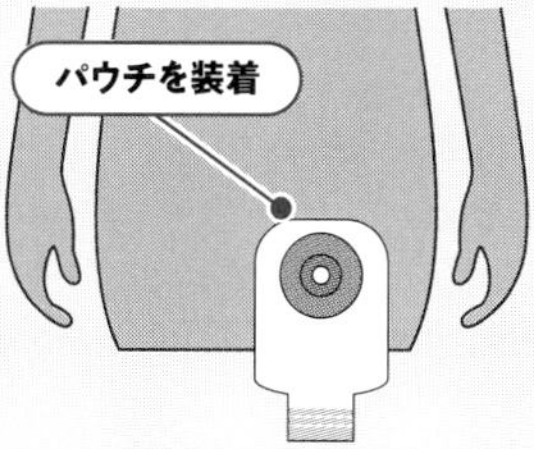

排泄物を受け止める 専用のパウチ（袋）を装着して生活

人工肛門はうんちを溜めておくことができず、無意識のうちにうんちが排出されます。そのため、それを受け止めるパウチ（ストーマ袋）を人工肛門の周囲に貼り付けて生活します。

できているので、常に粘液が分泌されるため乾燥することはありません(30ページ参照)。また、腸の粘膜は痛みを感じる神経がありませんので、触っても痛いということもないのです。

ただし、人工肛門は、うんちを溜めて、便意を感じたら放出するということはできません。うんちは人工肛門から常に排出されるので、「ストーマ袋(パウチ)」を人工肛門の周囲に貼り付けて、出てくるうんちをキャッチします。ストーマ袋に溜まったうんちは、トイレに流して処理します。

お風呂にも装着したまま入れますので、大きな不便を強いられることなく、日常生活を送ることができるのです。

コラム①

青木まりこ現象

1985年2月、『本の雑誌40号』（本の雑誌社）の読者投稿欄に「理由はわからないが、書店に行くたびに便意を催すようになった」という内容の投書が掲載されました。すると、同様の悩みを持つ多くの読者から大きな反響があり、次号で特集記事が組まれることになります。この現象は、最初の投稿をした女性にちなんで「青木まりこ現象」と呼ばれるようになりました。

なぜ、この現象が起きるのかについては、「紙とインクの臭いが便意を誘発する」「トイレで本を読む習慣の影響」「トイレに行けないというプレッシャーが原因」「書店はリラックスできるため」「単なる思い込み」など、さまざまな説がありますが、メカニズムは未だ解明されていません。ちなみに、この現象のことを知った人にもなぜか伝播するといわれていますので、これを読んだあなたも、今日から書店で便意を感じるようになるかもしれません。

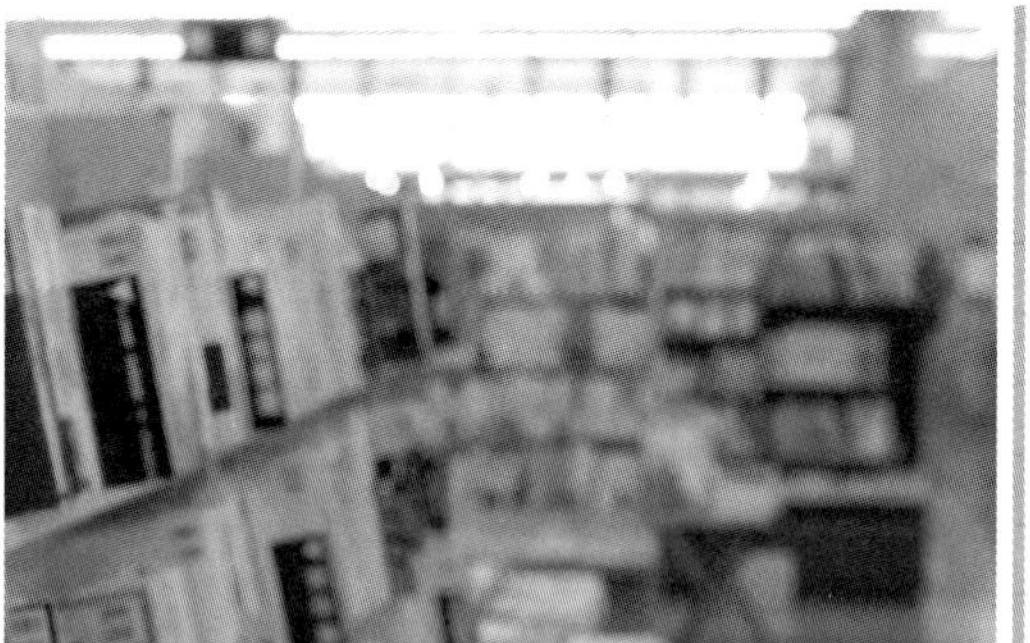

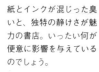

紙とインクが混じった臭いと、独特の静けさが魅力の書店。いったい何が便意に影響を与えているのでしょう。

第2章

恥ずかしくて聞けなかった肛門のトラブル

第2章 01

肛門がかゆい！その原因はいくつかある！

肛門がかゆくてたまらない……。
恥ずかしさから誰にも相談できず、ひとりで悩んでいる方はいませんか？

肛門がかゆくなる原因は？

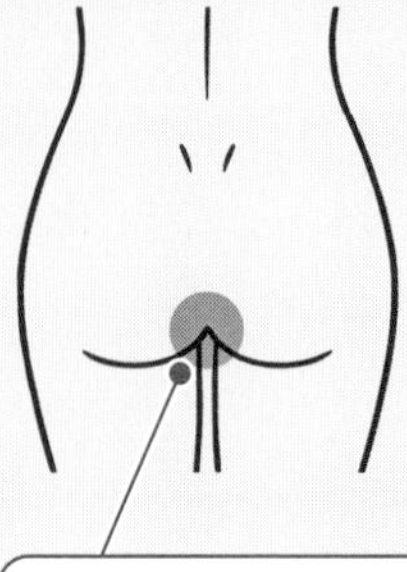

肛門のかゆみの原因はほぼ「肛門そうよう症」

肛門のかゆみのほとんどは、肛門そうよう症が原因ですが、下記のような疾患が原因でかゆみが起きている場合もあります。かゆみが治まらない場合は、肛門科で診てもらいましょう。

肛門とその周囲に体の内側から吹き出してできた湿疹がなく、そうよう感があるもの

肛門そうよう症以外のかゆみの原因

- 皮膚真菌症（カンジダ・白癬《はくせん》など）
- かぶれ（ナプキン・外用剤・消毒薬など）
- 皮膚疾患（アトピー性皮膚炎・乾癬《かんせん》・皮脂欠乏性湿疹・尖圭《せんけい》コンジローマ・パジェット病・ボーエン病・疥癬《かいせん》・硬化性萎縮性苔癬《たいせん》など）
- ぎょう虫症
- 痔（脱肛・痔瘻・裂肛）

便通異常や過剰衛生が肛門にかゆみを生じさせる

肛門にかゆみを感じる原因は、ほとんどの場合、「肛門そうよう症」です。「そうよう」は漢字で「掻痒」と書き、「痒いところを掻く」という意味です。肛門そうよう症は、「肛門の周囲に原発疹《げんはっしん》がなくそうよう感があるもの。ただし、掻破《そうは》により二次的な続発疹《ぞくはっしん》をみる。明らかな原疾患が存在するものはこれに含まれない」とされています。

「原発疹」というのは、体の内

肛門そうよう症の症状

色素脱失（脱色素斑《だっしきそはん》）

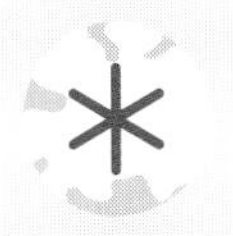

肛門そうよう症の特徴で、初期は赤くなり、慢性化するにつれ肛門が白くなります。

色素沈着（シミ）

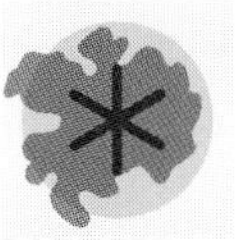

肛門周辺に色素が沈着し、皮膚が黒っぽくなります。いわゆる「シミ」です。

皮膚亀裂

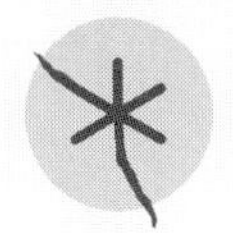

肛門の皮膚のシワに沿って亀裂が入り、「あかぎれ」のような状態になります。

掻破痕（掻き傷）

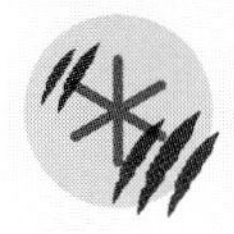

肛門周辺の皮膚を掻き壊している状態で、かんたんにいうと「掻き傷」です。

苔癬化

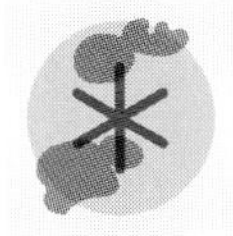

湿疹が慢性化することで、皮膚が象のように固くゴワゴワになる状態です。

浮腫状《ふしゅじょう》皮膚

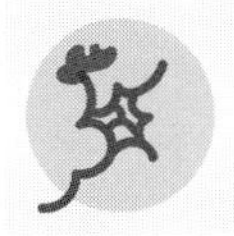

炎症を起こした皮膚が浮腫状になり、シワが盛り上がって腫れたようになります。

側から吹き出してきた湿疹のことで、「続発疹」というのは、自分で掻いたり、擦ったり、洗ったりしてできた湿疹のことです。つまり、肛門そうよう症は皮膚の病気ではありません。

きっかけとなるのは、便秘の硬いうんちで傷がつく、下痢で胆汁酸《たんじゅうさん》が付着するといった便通異常のほか、おしりを強く拭きすぎて傷ができてしまったり、洗浄便座やおしりケア用品で洗浄しすぎて皮膚の保護膜がなくなってしまったりする、肛門の過剰衛生です。

肛門がムズムズして思わず掻いてしまうと、湿疹ができて「かゆみ物質」が出るため、また掻いて湿疹が増えて、さらに掻いて……という悪循環に陥ります。

トイレットペーパーに血がついたら要注意！

うんちをした後、おしりを拭いたトイレットペーパーに血がついたり、うんちに血が混じったりするのは大腸や肛門の病気のサインです。

肛門からの出血は病気のサイン

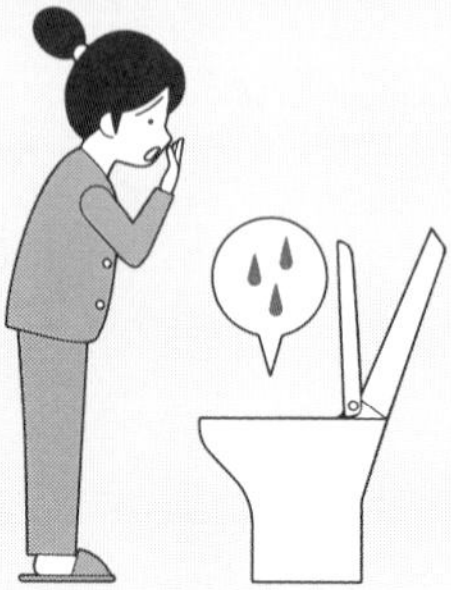

排便時に出血したら病院で診てもらうべき！

排便時に出血があったら、それは病気のサインです。「がん」などの重大な病気が原因の可能性もありますので、軽く考えずに専門の病院で診てもらいましょう。

肛門からの出血や血便は重大な病気の可能性あり！

肛門からの出血は、大腸や肛門の病気のサインです。血の色と量、付随する症状などから、どんな病気が潜んでいるかを推測することができます。

赤い血は、肛門近くからの出血と考えられます。量が多く、ほとばしるように出る場合は「内痔核《ないじかく》（詳細は46ページ）」、拭いたときに痛みがあり、紙に少し付く程度の場合は「裂肛《れっこう》（詳細は48ページ）」が疑われます。

赤黒い血の場合も、これらの疾患の可能性があり、量が多い場合は、「大腸憩室《けいしつ》」から出血していることも考えられます。

また、肛門周囲の血豆のようなものから黒っぽい血が出る場合は、「血栓性外痔核《けっせんせいがいじかく》（詳細は46ページ）」、ケロイド状のものから血膿《ちうみ》のようなものが出る場合は、「痔瘻《じろう》（詳細は50ページ）」と考えられます。

うんちの表面に赤い血が混じっている場合は、「大腸ポリープ・大腸がん（詳細は62ページ）」の可能性があります。また、少

出血の状態と考えられる病気

肛門からの出血(血便)

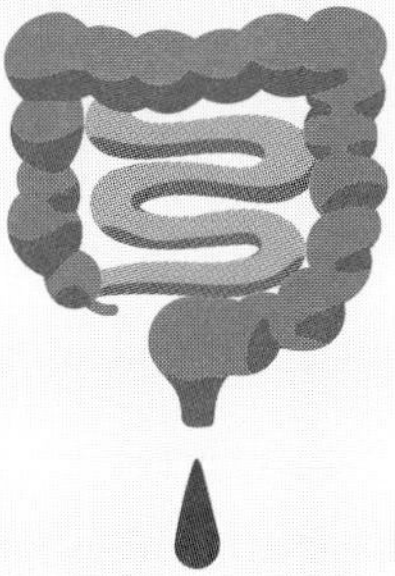

出血の状態	考えられる病気
トイレットペーパーに鮮血が少し付く	裂肛(切れ痔)
鮮血がポタポタ落ちる	痔核(いぼ痔)
大量の赤黒い血	大腸憩室出血
血液+粘液+下痢	潰瘍性大腸炎
腹痛+下痢+血便	虚血性腸炎
うんちに赤い血が混じる	大腸ポリープ 大腸がん
タール状のうんち	胃潰瘍 十二指腸潰瘍

出血の状態(色・量・タイミング・うんちの色)と
それに伴う症状でどんな病気が潜んでいるかの見当がつく!

量の血と一緒に透明な粘液が出る場合は、「直腸脱《ちょくちょうだつ》(詳細は58ページ)」といって直腸の粘膜が肛門外に出てしまう病気の可能性もあります。

　血液と粘液が混じり、下痢を伴う場合は、「潰瘍性《かいようせい》大腸炎」の可能性があり、下痢に強い腹痛が伴い、血便が出た場合は「虚《きょ》血性腸炎《けっせいちょうえん》」と考えられます。タール状の黒っぽい臭いうんちが大量に出る場合は、「胃潰瘍」「十二指腸潰瘍」など、消化管上部の疾患が考えられます。

　ただし、これらはあくまでも目安に過ぎません。いずれにせよ肛門からの出血は病気のサインですので、素人判断はせずに、専門の病院を受診して、しっかりと診てもらってください。

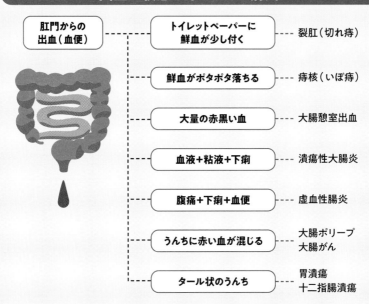

第2章 03

じつは日本人の3人にひとりが〝痔〟

痔は成人の3人にひとりが経験するといわれるほど患者数が多く、誰でもなり得る病気です。症状の異なる3種類があり、肛門の三大疾患と呼ばれています。

痔に悩まされている人は多い

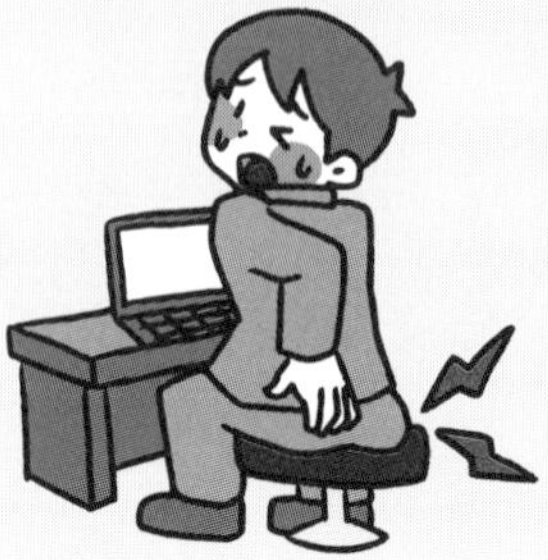

2～3人にひとりは痔を患っている!?

成人の３人にひとりが一生に一度以上は痔を経験するといわれていますが、恥ずかしさから病院を受診しない人もいるため、実際の患者数はもっと多いと考えられています。

肛門は複数の器官が連携し難しい作業をこなしている

痔は、肛門やその周囲に発症する疾患の総称で、「痔核」「裂肛」「痔瘻」の3種類があり、これらは肛門の三大疾患と呼ばれます。

肛門にいぼのようなものができるのが痔核で、俗に「いぼ痔」と呼ばれています（詳細は46ページ）。肛門の内側にできる「内痔核」と、外側にできる「外痔核」があります。

おしりの皮膚が切れるのが裂肛で、俗に「切れ痔」や「裂け痔」と呼ばれています（詳細は48ページ）。

直腸内のくぼみに細菌が感染し、おしりの皮膚に向かって膿のトンネルができるのが痔瘻で、俗に「あな痔」と呼ばれています（詳細は50ページ）。

痔の患者数は、男女とも同じくらいだと推測されていますが、かかりやすい痔には男女差があります。男女ともに最も多いのは痔核ですが、2番目に多いのは女性が裂肛、男性が痔瘻です（左ページグラフ参照）。

肛門の三大疾患

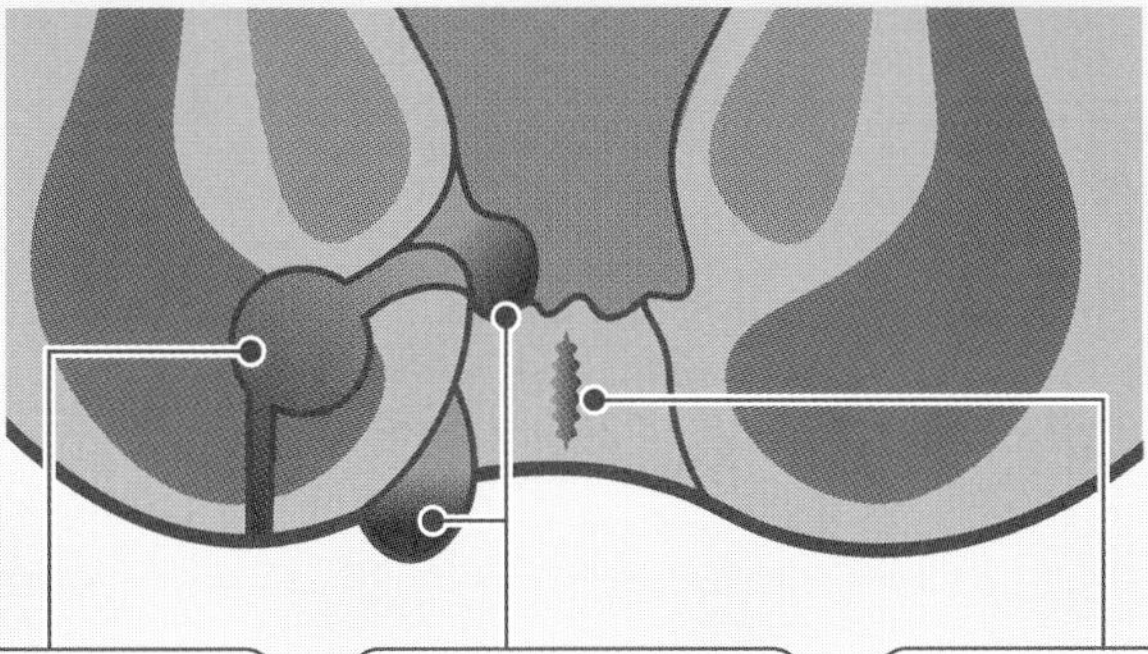

痔瘻（あな痔）

直腸から肛門周囲の皮膚へとつながるトンネルができてしまった状態です。肛門周囲に膿が溜まることがきっかけです。

詳細は50ページ

痔核（いぼ痔）

肛門にいぼ状の腫れものができてしまった状態です。肛門の内側にできるものと、外側にできるものがあります。

詳細は46ページ

裂肛（切れ痔）

肛門の出口付近の皮膚が切れてしまった状態です。この部分は痛みを感じる神経があるため、裂肛は強い痛みを伴います。

詳細は48ページ

男女で異なるかかりやすい痔

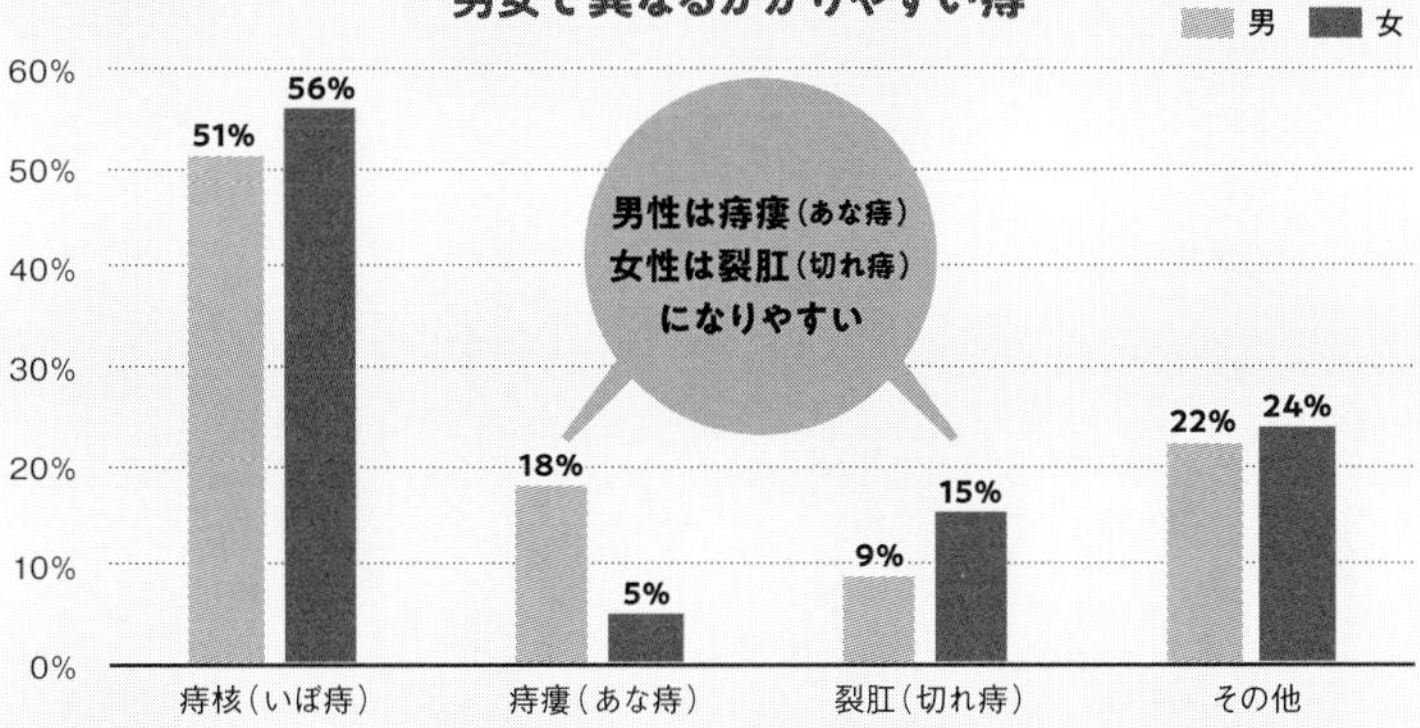

【出典】男女別にみた三大肛門部疾患の外来における新患数(1960年~2004年社会保険中央総合病院(現在:東京山手メディカルセンター)・大腸肛門病センター症例)寺本龍生編:肛門部疾患診療最前線: 2007.

第2章 04

痔の半数を占める〝いぼ痔〟

排便時に鮮やかな赤い血が出て、排便後に出血が止まる場合は、痔核が疑われます。徐々に進行して重症化していきますので、早めの治療が大切です。

痔核（いぼ痔）には2種類あり

内痔核 歯状線より上（直腸）側の静脈叢がうっ血して腫れてしまった状態です。痛みはありませんが、重症度により4段階に分類されます。

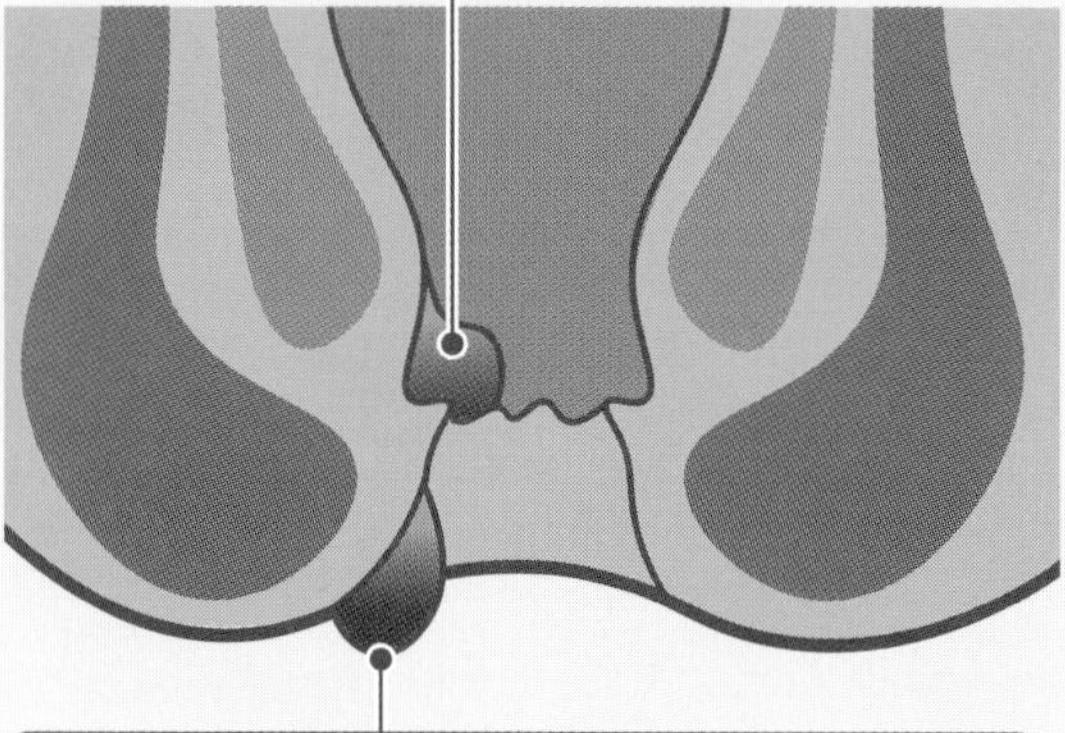

外痔核 歯状線より下（肛門）側の静脈叢がうっ血して腫れてしまった状態です。激しい痛みを感じます。内痔核と融合することもあります。

最もポピュラーな肛門の疾患

痔核には2種類あり、肛門の内側、歯状線より上の粘膜にできるものを「内痔核」、肛門の外側、歯状線より下の皮膚にできるものを「外痔核」と呼びます。いきみによるうっ血を繰り返すことで、血管が発達しすぎてしまう静脈瘤型の痔核と、粘膜のたるみによってできる粘膜脱型の痔核があります。

痔の中で最も患者が多いのがこの痔核で、排便時の強いいき

内痔核の重症度分類

内痔核は症状の進行度によって4段階に分けられ、Ⅰ度は肛門の中に収まっており、軽度の出血がある状態です。Ⅱ度になると痔核が排便時に脱出するようになりますが、自然に戻ります。Ⅲ度になると押し込まないと戻らず、Ⅳ度は常時脱出している状態になります。脱出した痔核に血栓ができたものが「嵌頓《かんとん》痔核」です。

Ⅰ度

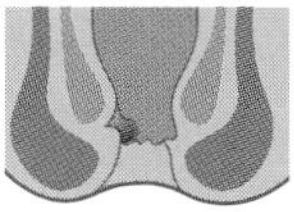

出血が主な症状で肛門の外に脱出しない

Ⅱ度

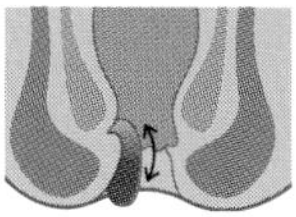

排便時に脱出するが、排便後自然に戻る

Ⅲ度

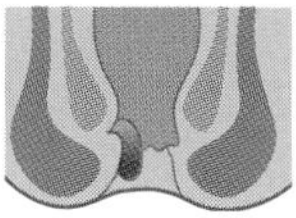

脱出後、手で押し込まないと戻らない

Ⅳ度

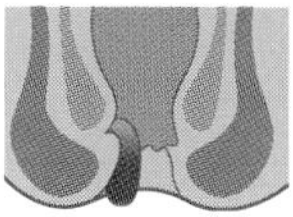

排便と無関係に常時脱出している

激しい痛みを引き起こす急性の痔核

血栓性外痔核

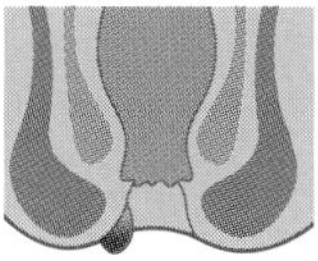

肛門周りに血栓が溜まり、腫れていぼ状になったもの

嵌頓《かんとん》痔核

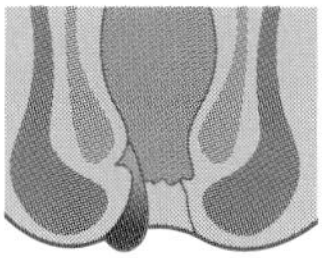

脱出した痔核が戻らなくなり、血栓ができたもの

みや筋トレなどで強い腹圧をかける、長時間の座り仕事でおしりの血流が滞る、アルコールをたくさん飲む、辛いものをたくさん食べるといったことが原因で起きると考えられています。

主な症状は、腫れと痛み、排便時の出血で、強くいきむと内痔核が肛門の外に「脱出」してくることもあります。これが、いわゆる「脱肛《だっこう》」です。ただし、直腸の粘膜には痛みを感じる神経がないため、内痔核ができただけでは痛みを感じることはありません。

内痔核は徐々に悪化していく慢性症状ですが、脱出した内痔核に血栓ができる「嵌頓痔核」や「血栓性外痔核」は急性の痔核で、激しい痛みを伴います。

肛門の皮膚が切れる〝切れ痔〟

便秘による硬いうんちなどで、肛門が切れてしまうのが裂肛です。かんたんにいえば肛門のケガで比較的治しやすい痔ですが、慢性化すると症状が悪化することもあります。

軽い痛みと出血は裂肛の可能性大！

裂肛は、肛門上皮と呼ばれる肛門の出口付近の皮膚が切れてしまったり、潰瘍ができてしまったりする状態です。

裂肛には、便秘の硬いうんちが肛門を通り過ぎるときに皮膚を傷つけて発生する「急性裂肛」と、潰瘍状の深い傷ができてしまう「慢性裂肛」の2種類があります。慢性裂肛が悪化すると、直腸側に肛門ポリープ、肛門側の皮膚が盛り上がる「見張りイ

裂肛（切れ痔）は“肛門のケガ”

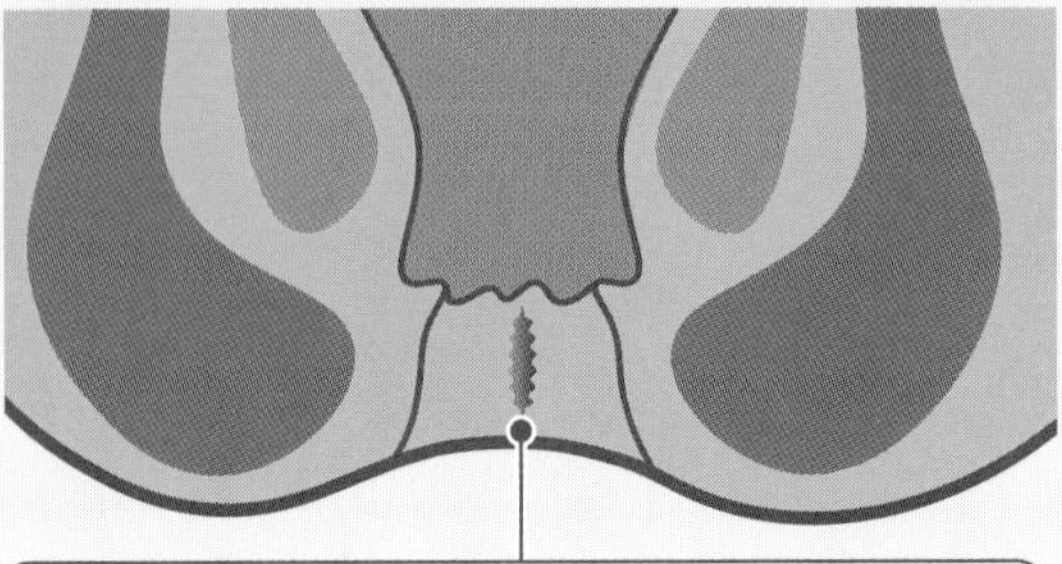

切れ痔　肛門の出口付近の皮膚（歯状線の下にある肛門上皮）が切れた状態

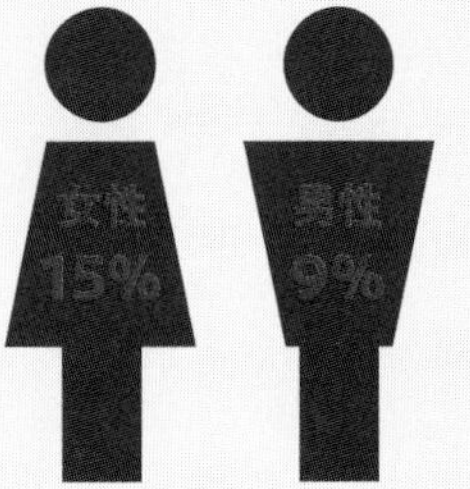

20～40歳代の女性に多く見られる

裂肛は、特に20 ～ 40歳代の女性に多く、全体で見ても男性の1.5倍多いのが特徴です。女性は、慢性的な便秘になりやすいため、裂肛になりやすいと考えられています。

慢性裂肛は放置すると悪化して危険

急性裂肛

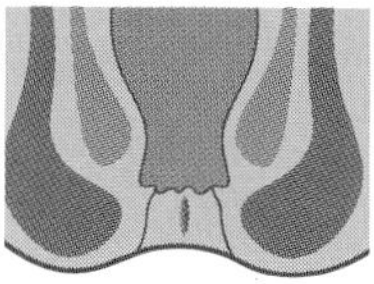

硬いうんちが肛門上皮を傷つけることよって起こる単純な損傷です。ほとんどの場合、傷は浅く薬で治ります。

慢性裂肛

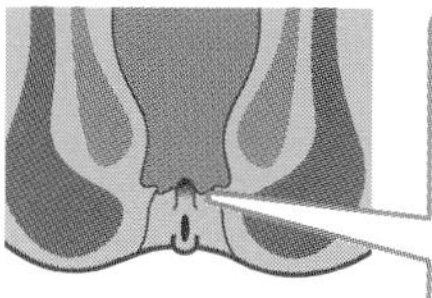

慢性化すると、潰瘍状の深い傷ができます。周囲の皮膚に肛門ポリープや見張りイボができることもあります。

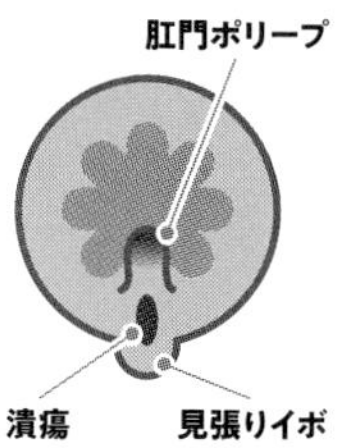

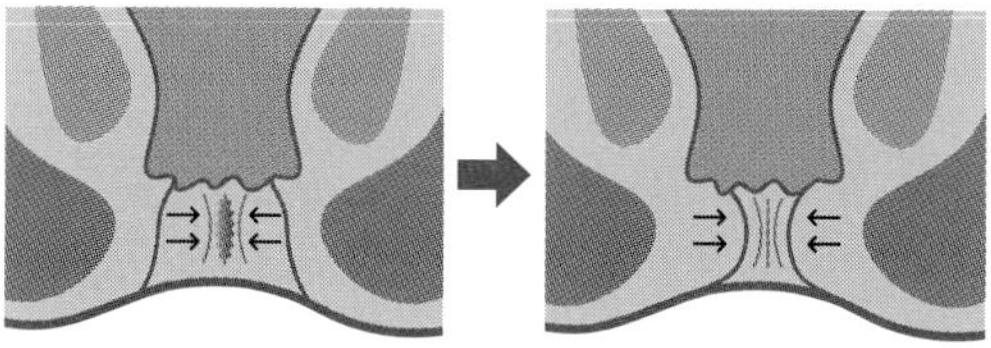

裂肛が治る際、周囲の皮膚を引っ張る

繰り返すと引きつれて肛門が狭くなる

肛門狭窄《きょうさく》

裂肛が治る際、周囲の皮膚を引っ張ることが繰り返されると、皮膚が引きつれて、肛門が狭くなってしまいます。

ボ」ができることがあります。

　そのほか、痔核が繰り返し脱出する際に、肛門上皮が引っ張られてできる「脱出性裂肛」、クローン病などの病気が原因で裂肛が生じる「症候性裂肛」が存在します。原因は、硬いうんちのほか、歯状線にある小さなくぼみ「肛門陰窩《こうもんいんか》」への細菌感染、肛門管、肛門上皮の血流不足などの説があり、これらが複合して誘発されると考えられています。

　主な症状は、軽い痛みと出血、肛門の違和感です。肛門上皮は痛みを感じるので、硬いうんちで傷が付くと痛みを感じます。出血はトイレットペーパーに少量の鮮血が付着する程度ですが、傷が深いと便器一面が真っ赤に染まることもあります。

おしりに穴が開く〃痔瘻〃

肛門の周辺が化膿してしまう肛門周囲膿瘍《のうよう》が進行すると、膿を出すためにおしりに穴が開きます。この通り道が痔瘻と呼ばれます。

膿を排出する穴がおしりにできる

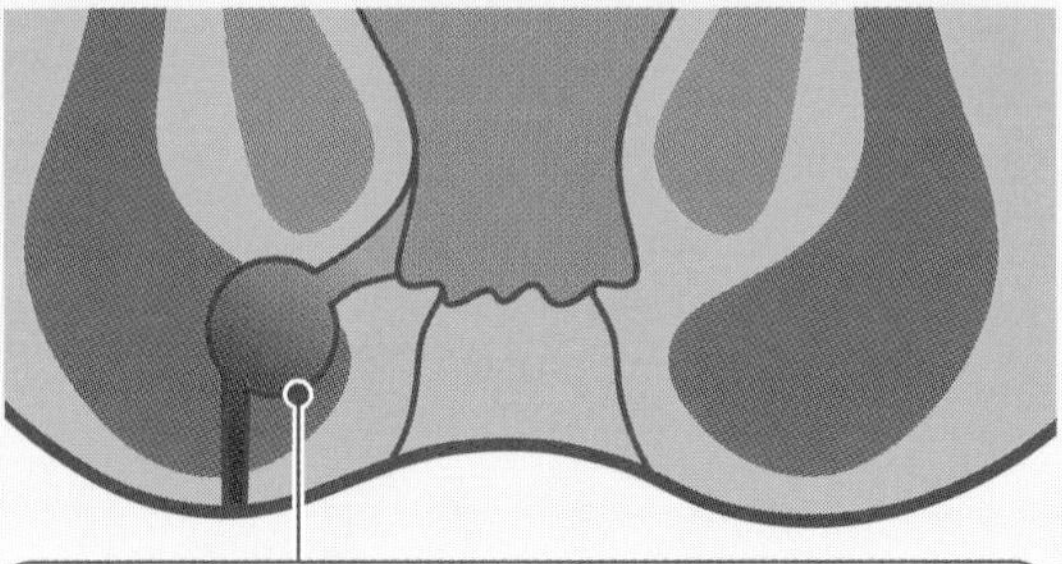

痔瘻　肛門周囲膿瘍が慢性化し、直腸と皮膚をつなぐトンネルができてしまった状態です。

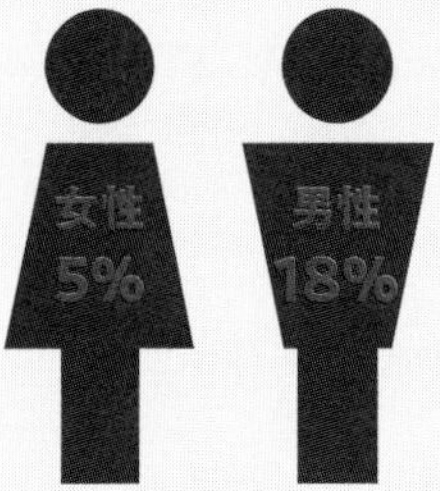

男性は女性の約4倍痔瘻になりやすい！

痔になった人のうち痔瘻の占める割合は、男性が約18%、女性が約5%で、男性のほうがかかりやすいです。男女ともに30～40代での発症が最も多いとされています。

お尻の痛みと高熱が出たら痔瘻になる可能性が高い！

痔瘻は、直腸と肛門周辺の皮膚とをつなぐ通り道ができてしまった状態です。なぜ、こんなことが起きるかというと、まず、歯状線にある「肛門陰窩」という小さなポケットに大腸菌などの細菌が入りこみます。この細菌が粘液を出す「肛門腺《せん》」に感染し化膿すると、「肛門周囲膿《のう》瘍《よう》」になります。肛門周囲膿瘍の症状が進行すると、膿を排出するための通り道が肛門周囲の

痔瘻ができるまで

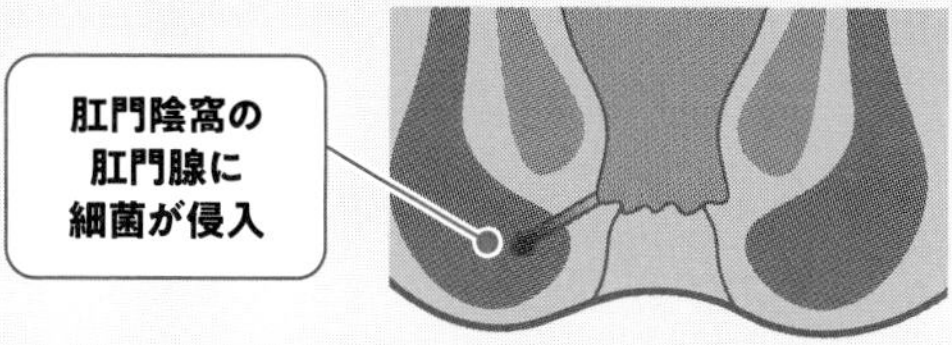
肛門陰窩の
肛門腺に
細菌が侵入

①肛門腺に大腸菌などの細菌が入り込む

下痢などが原因で、肛門陰窩の肛門腺に大腸菌などの細菌が入り込みます。

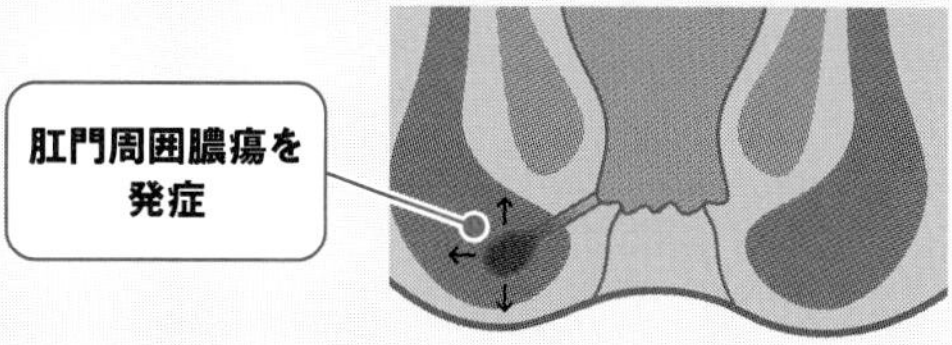
肛門周囲膿瘍を
発症

②細菌に感染して化膿し肛門周囲膿瘍となる

体力の低下や傷などが原因で、感染した肛門腺が化膿し、肛門周囲膿瘍ができます。

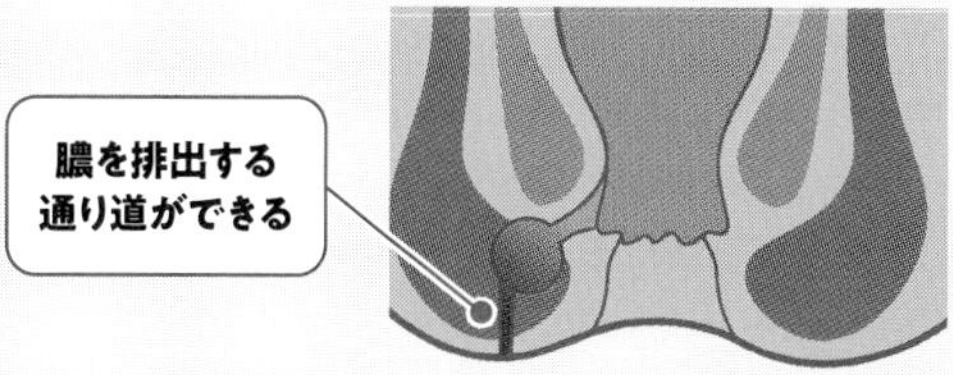
膿を排出する
通り道ができる

③膿を排出する通り道がおしりの皮膚に向かってできる

膿を排出する通り道ができ、肛門周囲膿瘍は収まりますが、通り道は痔瘻として残ります。

①の原因を排除しない限りは再発を繰り返す可能性が高い

皮膚に向かってできてしまうのです。この通り道やしこりとして残ったものが痔瘻です。痔瘻の原因となる穴を「原発口《げんぱつこう》」、感染を持続させるもとになる部位を「原発巣《げんぱつそう》」、皮膚開口部を「二次口」と呼びます

　肛門周囲膿瘍ができてしまう主な原因は下痢ですが、ほかにも裂肛から生ずるものや病気が原因でできることもあります。

　肛門周囲膿瘍の主な症状は、肛門の周囲が赤く腫れて痛む、38〜39度という高熱が出る、肛門周辺の皮膚から膿が出ているといったものです。こうした症状が出た場合は、すぐに肛門科を受診してください。自然に治癒することはほとんどなく、手術による治療が必要になります。

子どもの「おしり痛い」は何が原因？

自分の症状をうまく伝えられない幼い子どもが、おしりの痛みを訴える原因の多くは便秘です。症状をしっかり聞いて、適切な対応を取りましょう。

便秘の可能性が高い

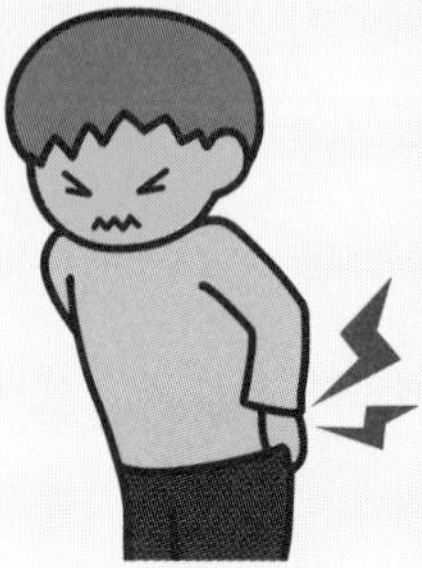

ほとんどの場合は便秘だが痔の可能性もあり

子どもの「おしりが痛い」という訴えは、痔の可能性もありますが、ほとんどの場合は便秘です。子どもにうんちの量や回数などを確認して、便秘であれば生活習慣や食生活の改善が必要です。

子どもの10人にひとりは便秘になっている！

子どもが排便を嫌がったり、排便時に痛がったり、おしりの痛みを訴えてきたりしたら、まずは便秘を疑いましょう。

子どもの10人にひとりが便秘症ともいわれ、特に便秘になりやすい時期が乳児期～学童期にかけて3回訪れます。1回目は乳児期で、シリアルや固形食の食事に切り替えたとき、便秘になりやすくなります。

2回目は幼児期のトイレットレーニングを始めたときで、トレーニングのためうんちを我慢することが原因となります。また、この時期は自我が芽生え、食事が偏食気味になることも原因のひとつとなります。

3回目は学童期で、幼稚園への入園、小学校への入学前後です。入園、入学による環境の変化で緊張してしまい、腸の動きが悪くなること、トイレに行ける時間が休み時間に限定されること、男子小学生の場合は、学校のトイレでうんちをすることが恥ずかしく、我慢してしまう

子どもの便秘が引き起こす悪循環

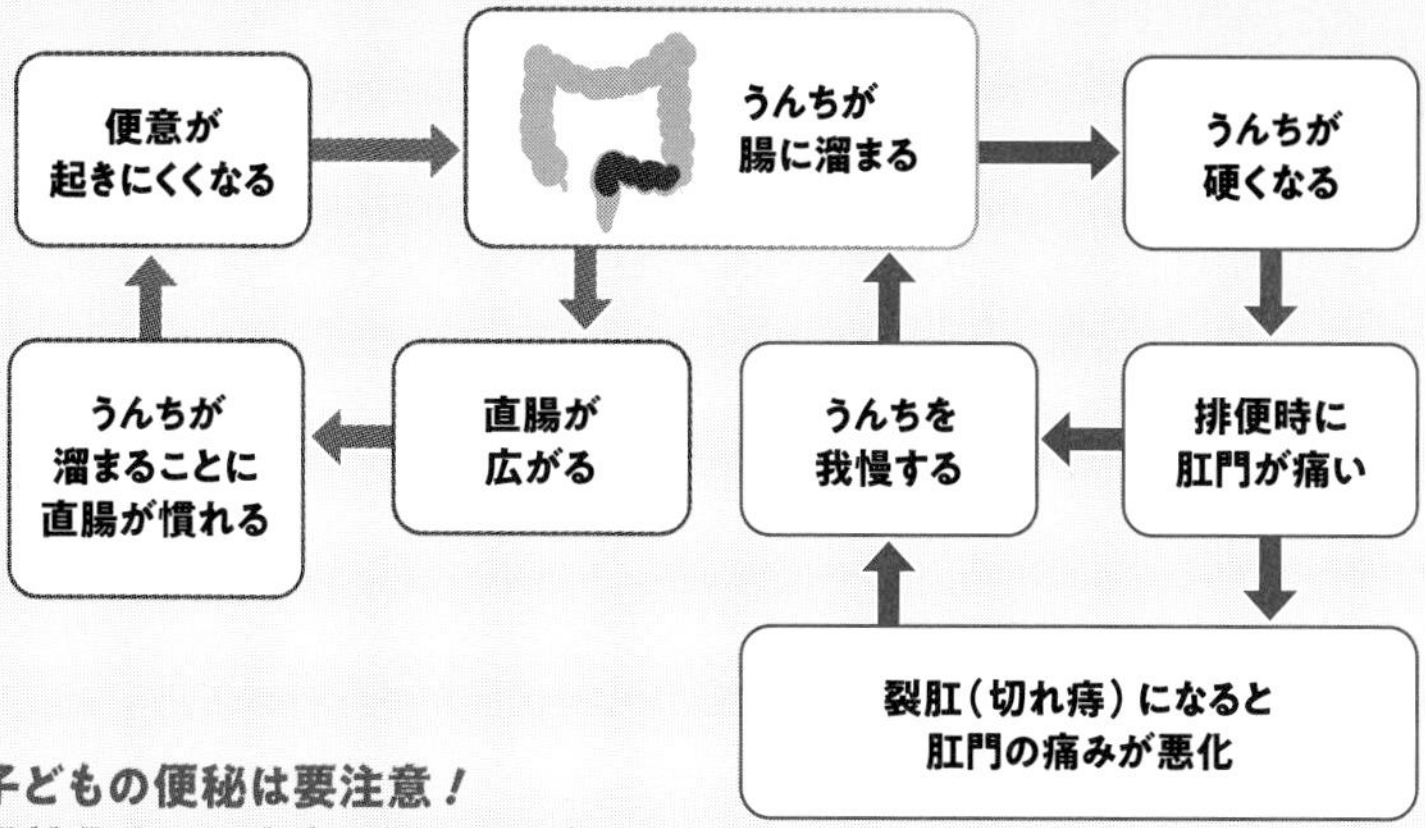

子どもの便秘は要注意！
慢性化すると大事に至ることも

便秘で腸にうんちが溜まると、うんちが硬くなり、排便時に痛みを生じます。痛い思いをするとうんちを我慢してしまい、さらにうんちが溜まり、直腸が広がって便意を感じにくく、さらに便秘が悪化します。このように、便秘は治療しないと、悪循環を繰り返してどんどん悪化していく可能性あるのです。

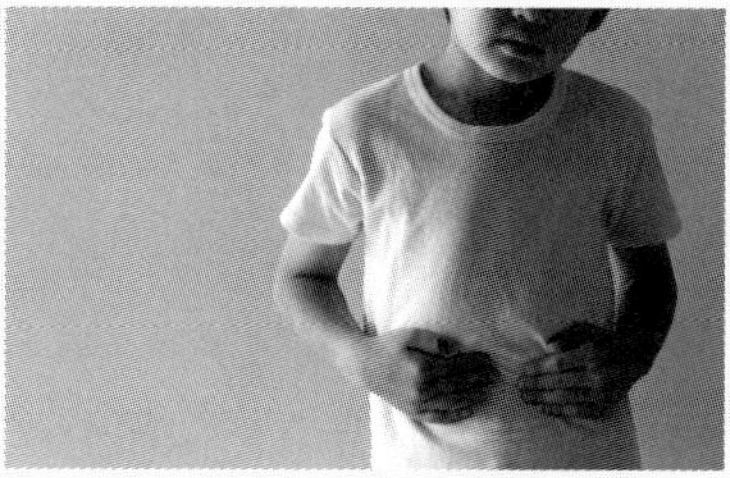

ことなどが原因で、便秘になりやすいのです。

　また、便秘が原因でうんちが硬くなり、裂肛を誘発することもあります。たかが便秘と軽く考えず、子どもの排便状況を確認して、便秘の疑いがあったら小児科を受診しましょう。

ミニコラム

男児に多い「乳児痔瘻」

「乳児痔瘻」は、乳児にできる痔瘻で、患者の約9割が男児というのが特徴です。症状は大人の痔瘻と同じで、肛門の周辺が赤く腫れて痛み、高熱がでます。治療に切開は必要となりますが、基本的には治ることが多く、また、ほとんどの場合2歳になるころには自然治癒します。

うんちを漏らしてしまう……それ病気かも!?

便意がないのにいつのまにか肛門からうんちが漏れ出てしまう……急に便意を感じトイレまで我慢できない……こんな症状があったら、それは「便失禁」という病気です。

筋肉や神経に問題が起こり排便がコントロール不能に

うんちを我慢しようとしても、うんちが肛門から漏れ出てしまう状態を「便失禁《べんしっきん》」と呼びます。日本には約500万人の患者がいるとされ、決して珍しい病気ではありません。

　便失禁の症状は、便意をまったく感じていないにもかかわらず、自分の意思とは関係なくうんちが漏れてしまう「漏出性《ろうしゅつせい》便失禁」と、突然強い便意が発生し、トイレまで我慢できずに漏

便失禁のタイプはふたつ

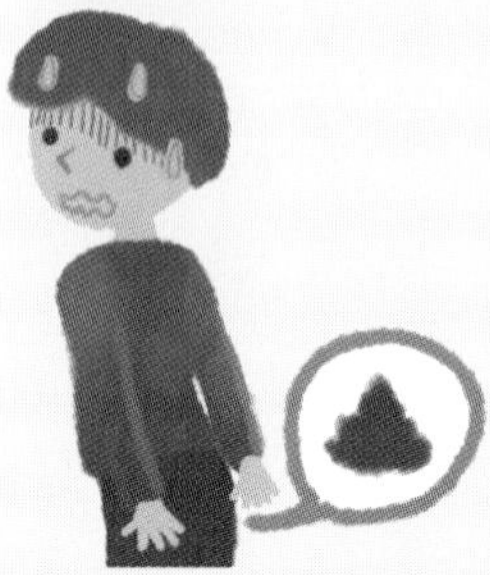

日本では推計500万人の便失禁患者がいる

日本には便失禁患者が推計500万いると考えられ、うんちが漏れる漏出性便失禁の方が約49%、うんちが我慢できない切迫性便失禁の方が約16%、両方の症状を併発する方が約35%となっています。

漏出性便失禁
- 便意を感じることができない
- 気づかないうちに便が漏れてしまう
- 病気が原因
- 便失禁患者 の約49%

切迫性便失禁
- 便意を感じることができる
- 排便を我慢できず便が漏れてしまう
- 肛門を締める筋力の低下が原因
- 便失禁患者の約16%

両方の症状がある便失禁患者約35%

便失禁の原因は病気と老化

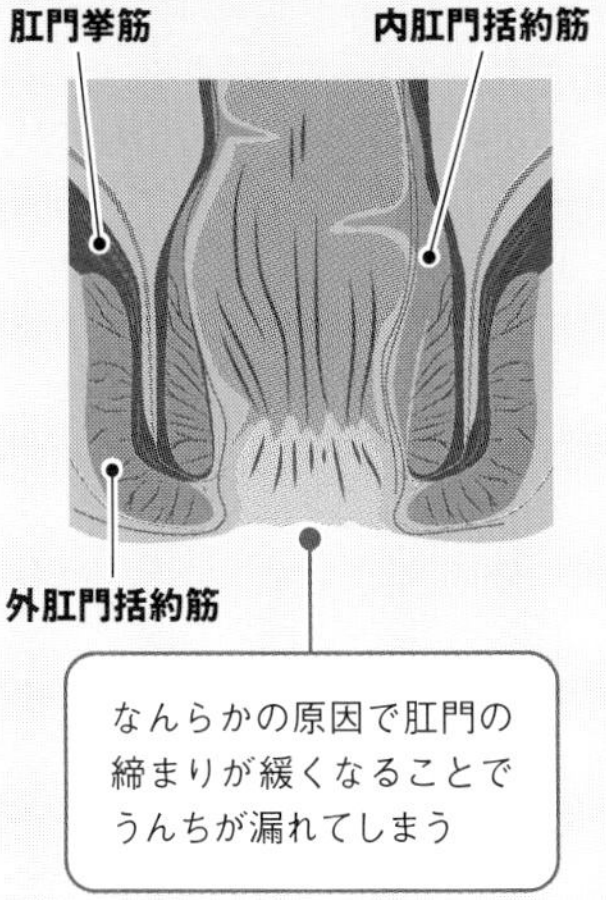
肛門挙筋
内肛門括約筋
外肛門括約筋
なんらかの原因で肛門の締まりが緩くなることでうんちが漏れてしまう

①内肛門括約筋の機能低下

年をとるにつれて、肛門周囲の括約筋が衰えて、肛門の締まりが緩くなります。

②肛門周囲の筋肉や神経の損傷

手術、ケガなどで肛門周辺の筋肉や神経が損傷し、肛門の締まりが緩くなります。

③直腸・肛門の病気

直腸が肛門の外に飛び出す直腸脱や、直腸内の腫瘍などが原因となることがあります。

④糖尿病・過敏性腸症候群などの病気

糖尿病などにより肛門の筋肉が緩んで便失禁を起こすことがあります。

治療法の例：骨盤底筋群《こつばんていきんぐん》の訓練

肛門括約筋や肛門挙筋などの骨盤を支える「骨盤底筋群」を鍛えることで、肛門を締める力を強化し、症状を改善する治療法です。

治療法の例：仙骨《せんこつ》神経刺激

比較的新しい治療方法で、仙骨神経を刺激する埋込式の装置を使い、うんちの漏れを少なくすることができます。

らしてしまう「切迫性《せっぱくせい》便失禁」の2種類があります。

原因は、加齢による肛門括約筋の衰え、肛門周辺のケガや手術、出産による肛門括約筋や神経の損傷、糖尿病や脊椎の病気などによる肛門括約筋のコントロール不能などで、肛門をきちんと締めることができなくなると考えられています。

また、直腸が肛門の外にとびだす「直腸脱《ちょくちょうだつ》」（詳細は58ページ）や、直腸内の腫瘍、過敏性腸症候群などの病気が原因となることもあります。

治療方法は原因により異なり、薬や理学療法で改善する場合と、手術が必要となる場合があります。病気が原因の場合は、その病気を治さなければなりません。

出産後の女性は悩まずにまず相談！

出産を終えた女性の体は、さまざまなダメージを負っています。特に下半身へのダメージは大きく、産後に便秘や便失禁に悩まされる方は少なくありません。

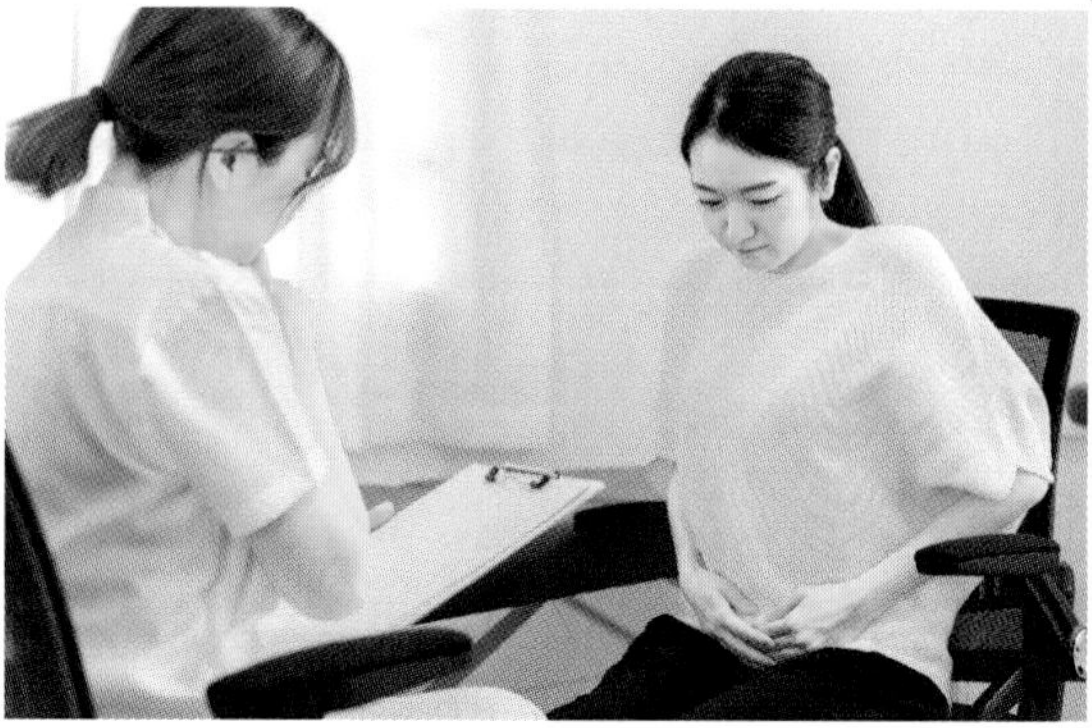

出産後に便秘や便失禁になってしまったら、ひとりで悩まずに産婦人科に相談しましょう。

誰もが経験する出産後のおなかのトラブル

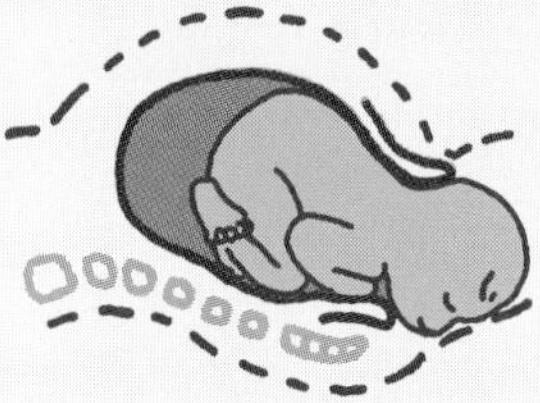

出産は、胎児の大きな体が骨盤内の臓器や筋肉などの器官を押しわけて通過していくため、骨盤内の器官に打撲のようなダメージを与えてしまいます。

出産時に周辺の筋肉や神経が傷ついてしまう

出産によるダメージは想像以上に大きい！

妊娠、出産を終えた女性の体には、さまざまな不調が起こるものです。特に赤ちゃんが出てくる子宮口と膣の周辺は、神経や筋肉の負担が大きく、それが原因で下半身のトラブルが起きることは珍しくありません。

トラブルが起きる原因としては、まず排便をコントロールする役割を持つ肛門括約筋や肛門挙筋などで構成される骨盤底筋群の衰えがあります。妊娠中は

出産後の便秘・便失禁の原因

出産後の便秘の原因

- 骨盤底筋の衰え
- 会陰切開の傷
- 水分不足
- 自律神経の乱れ
- 直腸瘤

出産後の便失禁の原因

- 肛門括約筋の衰え、損傷
- 肛門挙筋の衰え、損傷
- 肛門括約筋や肛門挙筋を支配する神経の機能低下、損傷

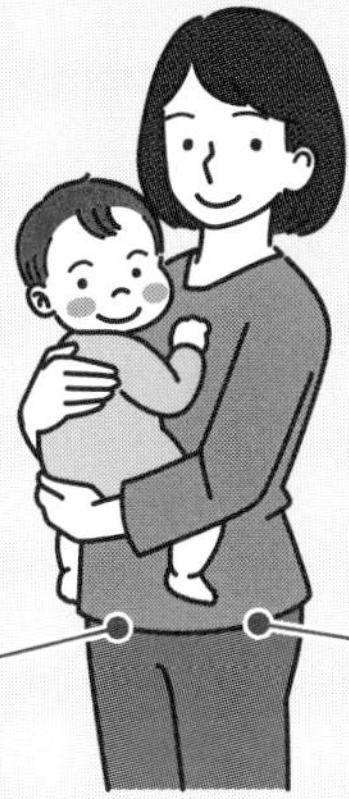

- うんちを我慢してしまう
- 排便が週3回以下

- うんちをしたいとき切迫感が強い
- 下痢をすると便が漏れる

出産後約6～8週間は腸の動きが低下しやすい

産褥期《さんじょくき》と呼ばれる出産後約6～8週間は、骨盤底筋群の衰えやホルモンバランスの変化、肛門周辺の感覚の鈍化、子育てのストレスなどで腸の動きが低下しやすく、便秘になりやすいと考えられています。

通常は1カ月程度で回復　長引く場合はお医者さんへ

出産直後は肛門周囲の感覚が鈍り、便意がわかりづらかったり、肛門を締める感覚が鈍くなったりすることがあります。通常は出産後1カ月前後で回復しますが、回復しない場合は病院を受診してください。

この骨盤底筋群が子宮を支え続けるため伸びきってしまいます。そのため、排便時にうんちを押し出す力が弱まって便秘になったり、肛門を締める力が弱まって便失禁になったりします。出産時にこれらの筋肉や周辺の神経が傷つくと便失禁の原因になります。

また、出産時に膣と肛門の間にある「会陰《えいん》」を切開した場合、その傷口が開くことを懸念して、排便時にいきむことができなかったり、便意を我慢したりして、便秘になることがあります。

もうひとつ、出産後の生活の変化も便秘の原因になります。育児に追われてストレスを溜めると腸の動きが弱くなってしまい、便秘になりやすいのです。

第2章 10

腸が体の外に!? 恥ずかしがらずお医者さんに相談!

肛門に違和感を覚えて、触ってみたら何かが肛門から飛び出している……。それは、もしかすると直腸が肛門から外に出てしまう直腸脱という病気かもしれません。

直腸が肛門から出てしまう「直腸脱」

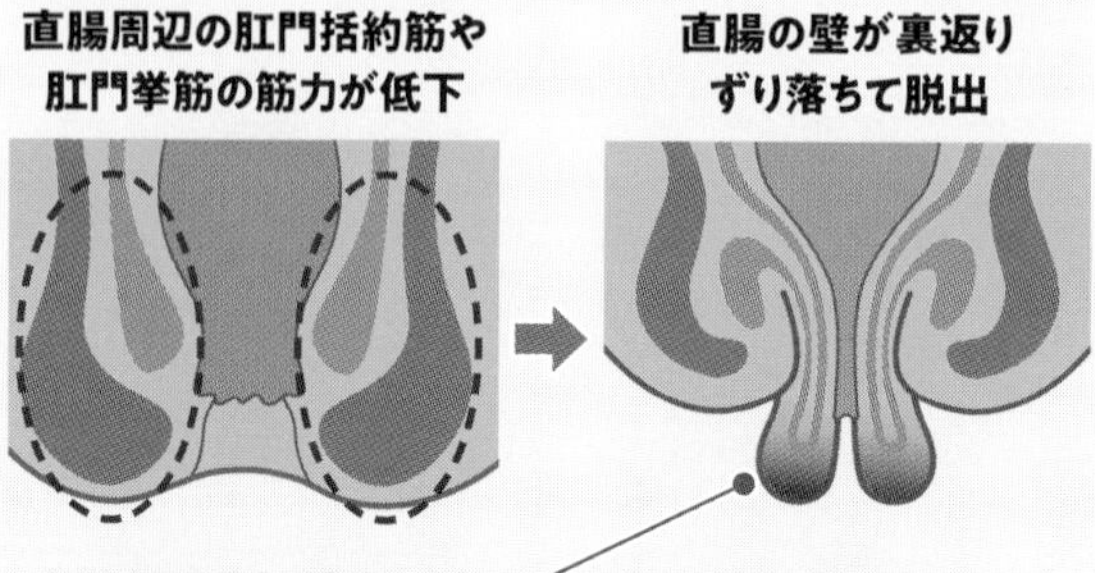

直腸周辺の肛門括約筋や肛門挙筋の筋力が低下
直腸の壁が裏返りずり落ちて脱出

直腸が完全に肛門から脱出してしまうため、便失禁や排便障害、出血などを引き起こす

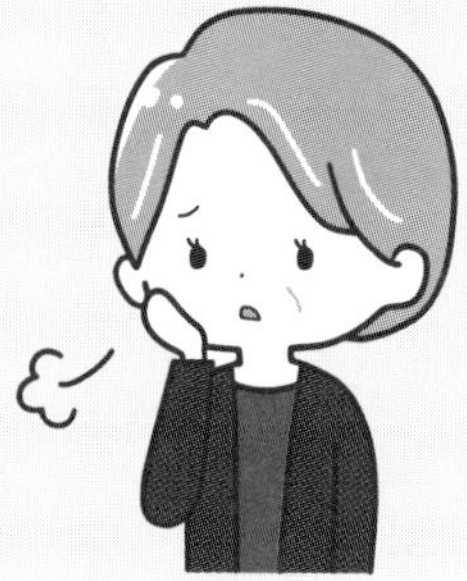

特に60~70歳代の女性がなりやすい

直腸脱は特に高齢の女性に多くみられます。妊娠と出産による骨盤底筋群と支持組織への蓄積したダメージに加齢による衰えが加わることが、高齢女性に直腸脱が多い原因になっていると考えられます。

直腸が肛門から出てしまう嘘のような本当の病気

直腸が肛門から外に出てしまう直腸脱は、高齢者、特に女性に多い病気で、高齢化社会の進行に伴って増加傾向にあります。

直腸脱は直腸の一部が直腸の中に引き込まれて重なり（腸重《ちょうじゅう》積《せき》）、引き込まれた部分が肛門から脱出してしまうことで起きます。症状は3段階あり、初期は直腸が重なってはいるものの肛門からは出ていない「不顕性《ふけんせい》直腸脱」ですが、悪化すると粘膜の

直腸脱は重症化していく

不顕性直腸脱　→　**不完全直腸脱**　→　**完全直腸脱**

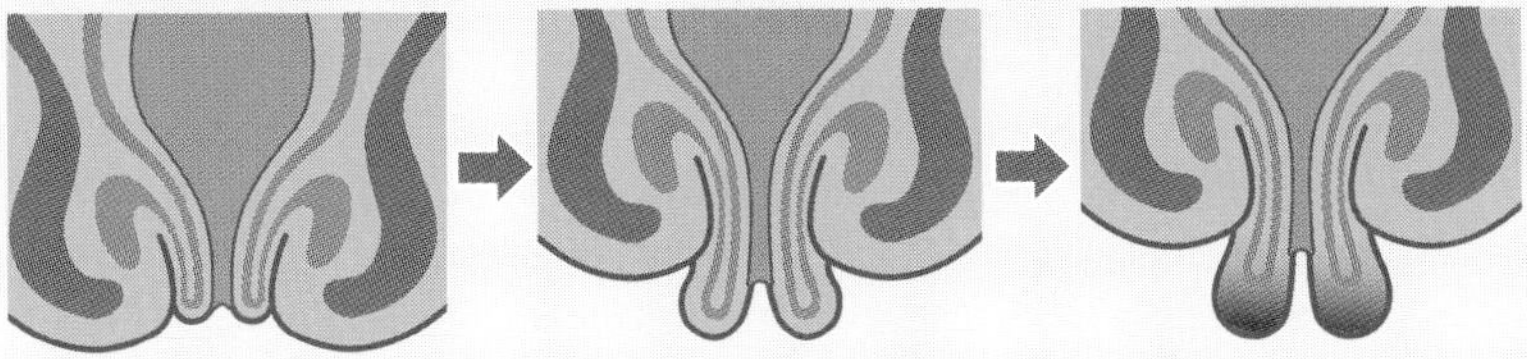

直腸が重なり肛門からは出ていない状態です。

粘膜のみ肛門外に脱出する状態です。

直腸が肛門から脱出している状態です。

骨盤にある臓器が膣口から脱出する「骨盤《こつばん》臓器《ぞうき》脱《だつ》」

骨盤内の臓器を支える筋肉や組織が弱くなったため、膣から直腸や膀胱、子宮などが脱出してしまうのが、骨盤臓器脱です。膣から何かが飛び出していることに気が付いたら、婦人科や泌尿器科を受診してください。

原因は未解明な部分が多いが直腸脱の引き金となるのは「強く長いいきみ」

直腸脱の原因は、直腸を支えている骨盤底筋群と支持組織の緩み、肛門括約筋の衰え、直腸の仙骨への固定不良といった説が有力視されていますが、明確にはなっていません。ただし、排便時の強いいきみが引き金となることはわかっており、加齢や妊娠、出産も要因になります。

みが出ている「不完全直腸脱」、さらに悪化すると直腸が完全に肛門から出ている「完全直腸脱」へと重症化していきます。通常、直腸脱といった場合は、完全直腸脱のことを指します。

　原因は諸説あり明確にはわかっていませんが、骨盤底筋群の緩みや肛門括約筋の機能低下が原因という説が有力です。

　うんちが小分けになって出てきたり、いつのまにか下着が汚れていたり、下腹部に違和感を覚えたりした場合は直腸脱の可能性があります。また、便失禁や排便障害が起きることもあります。こうした症状が気になるときは、恥ずかしがらずに専門医を受診してください。

第2章 11

肛門にできる"がん"もある

一生のうちふたりにひとりはかかるといわれている「がん」。死亡者数の多い、肺がん、大腸がん、胃がんはよく知られていますが、「肛門がん」というとても珍しいがんもあります。

肛門がんは大きく分けて3種類

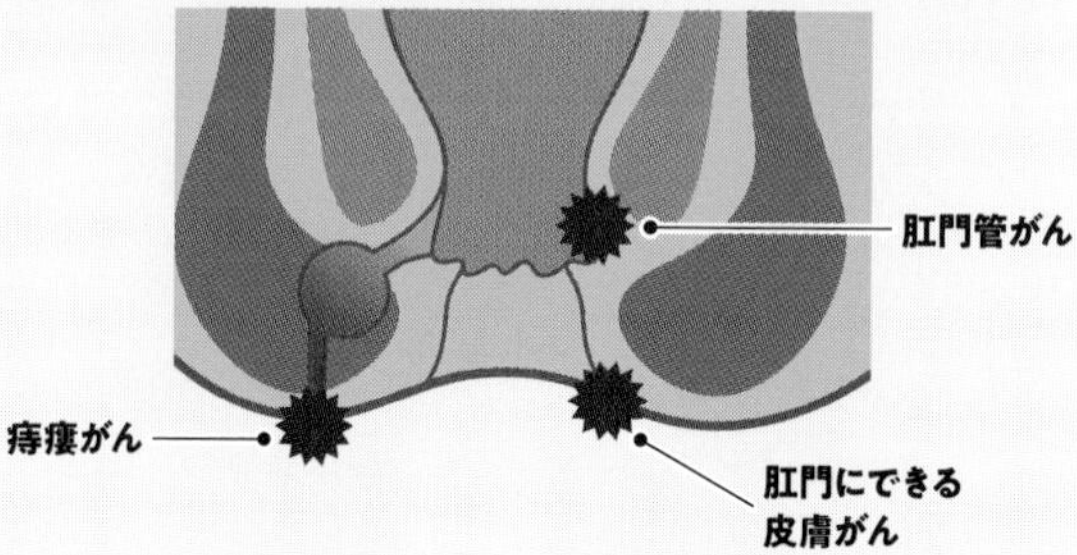

肛門がんの発生率

- 全悪性腫瘍の0.1%
- 大腸がんの約2%

肛門がんの症状

- 排便時の違和感
- 排便時の痛みや出血
- 肛門の膨張
- 肛門周囲のかゆみ
- 血便

悪性腫瘍患者1000人にひとりの極めて稀な"がん"

肛門がんは、悪性腫瘍ができてしまった人のわずか0.1％、1000人にひとりという珍しいがんです。肛門の皮膚部分にできる肛門がんと、粘膜部分にできる肛門管がん、痔瘻が悪性化してできる痔瘻がんがあります。

1年で1000人しか見つからない稀ながん

肛門がんは、直腸の末端部にあたる「肛門管」と肛門周囲の皮膚にできる悪性腫瘍の総称です。2016年の罹患者数は1098人、すべての悪性腫瘍のうち、わずか0.1%という、とても珍しいがんです。

肛門がんの主な症状は、排便時の違和感、痛み、出血、肛門の膨張、肛門周囲のかゆみ、血便などがあります。これらの症状がまったく出ないこともあ

肛門にできるさまざまな"がん"

クローン病

クローン病は、大腸、小腸の粘膜に慢性の炎症や潰瘍を引き起こす原因不明の疾患です。合併症として肛門がんを生じることがあります。

尖圭《せんけい》コンジローマ

HPVに感染することで、性器周辺に生じる腫瘍です。本来は良性の腫瘍ですが、悪性化してがんに移行することがあります。

肛門部ボーエン病

ボーエン病は、皮膚の表皮ケラチノサイトと呼ばれる細胞ががんになる疾患で、肛門部ボーエン病は、肛門に病変が見られる稀ながんです。

パジェット病

パジェット病は、乳房、わきの下、会陰部、肛門周囲などに発生する上皮内のがんで、進行するとパジェットがんになります。

有棘《ゆうきょく》細胞がん

有棘細胞がんは、表皮にある有棘層の細胞が悪性化してできる腫瘍です。日に当たる部位にできることが多く、肛門にできるのは稀です。

悪性黒色腫

悪性黒色腫は、メラノサイトという皮膚の細胞が悪性化してできる腫瘍で、メラノーマとも呼ばれます。稀に肛門に生じることがあります。

り、その割合は約2割です。

肛門がんの原因は解明されていませんが、危険因子となるのは、喫煙、肛門を使用した性交経験、免疫力の低下、生涯の性交人数が多いことなどです。特に目立つのがHPV（ヒトパピローマウイルス）への感染で、肛門がん患者の約80～90％がこのウイルスに感染しているというデータがあります。HPVは、性交経験のある女性の60％以上が生涯で一度は感染するとされているウイルスで、子宮頸がんの要因になることでも知られています。

また、痔瘻（50ページ参照）を長期間放置すると、悪性化して「痔瘻がん」になることもあります。

第2章 12

便潜血検査（大腸がん検診）の重要性

「便潜血検査」は、日本人が最もかかりやすく、亡くなる方が多い大腸がんを発見するための検査です。

大腸がんの早期発見に役立つとても重要な検査

健康診断の際、大腸がん検診として実施されている「便潜血検査」は、文字通り、うんちに血が潜んでいないかどうかを検査しています。

通常、食物が消化されうんちとして排泄される過程で、うんちに血が混じることはありません。血が混じるのは、消化管のどこかに疾患がある場合だけですが、便潜血検査は、その中でも特に大腸から出血した血がうんちに混ざっているかどうかを検査しています。

この検査で「陽性」になった場合、その後の「大腸内視鏡」による検査で大腸ポリープが見つかる確率は約50％、大腸がんが見つかる確率は約3％とされています。

また、一般的な2日間のうんちで検査する「便潜血2日法」では、進行がんの約80～90％、早期がんの約50％で陽性になるといわれていますので、この検査で陽性になった場合、必ず大腸内視鏡検査を受けましょう。

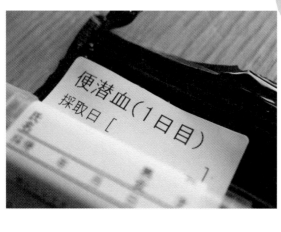

便潜血検査は、うんちの表面をこそげ取って容器に入れるだけの簡単な検査です。

便潜血検査の流れ

便潜血検査

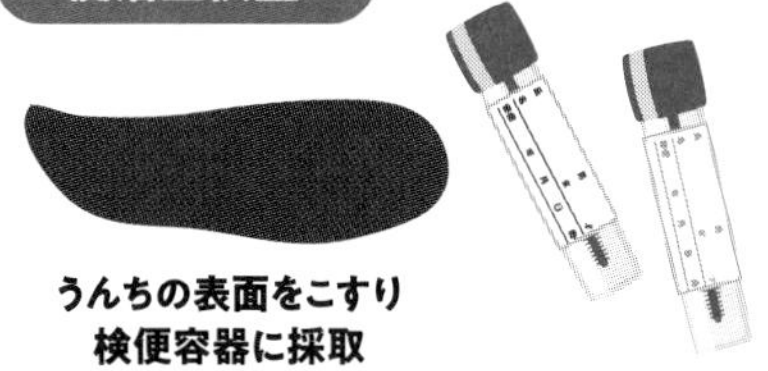

うんちの表面をこすり
検便容器に採取

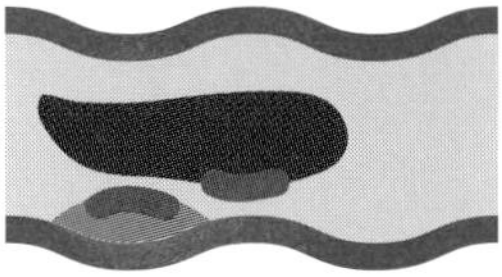

大腸ポリープ・がんからの
出血がうんちの中に
混じっていないかを検査

血液反応あり
陽性（＋）

大腸内視鏡検査
（精密検査）

便潜血検査で陽性（＋）となった場合は、大腸内視鏡検査を勧奨されますので、必ず検査を受けましょう。

検査実施時にポリープやがんの切除も可能

血液反応あり
陰性（－）

異常なし 良性 → **毎年1回の検査を継続**

異常あり → **治療開始**

大腸がんのステージ（進行度）と5年相対生存率

進行度	症状	5年相対生存率
ステージ0	粘膜内にとどまっている	97.6%
ステージⅠ	固有筋層までにとどまる	94.5%
ステージⅡ	固有筋層を越えて広がる	88.4%
ステージⅢ	リンパ節へ転移している	77.3%
ステージⅣ	他臓器へ転移している	18.7%

早期発見すれば大腸がんは治る

大腸がんの死亡者数(2020年)は、男性約2万7000人、女性約2万4000人と多いのですが、早期がん(ステージ1)なら5年相対生存率は97.6%。しかし、進行がん(ステージ4)になってからでは18.7%に低下します。

出典：国立がん研究センターがん情報サービス「院内がん登録生存率集計」

大腸内視鏡検査は受けたほうがいい！

大腸内視鏡検査は、腸内のすみずみまでしっかり観察できるため、がん死亡者数の上位を占める大腸がんをほぼ確実に見つけられます。

がん死亡数の順位（2020年）

	1位	2位	3位
男性	肺	胃	大腸
女性	大腸	肺	膵臓

男性・大腸：結腸と直腸に分けた場合、**結腸4位、直腸7位**

女性・大腸：結腸と直腸に分けた場合、**結腸3位、直腸10位**

出典：全国がん登録罹患データ

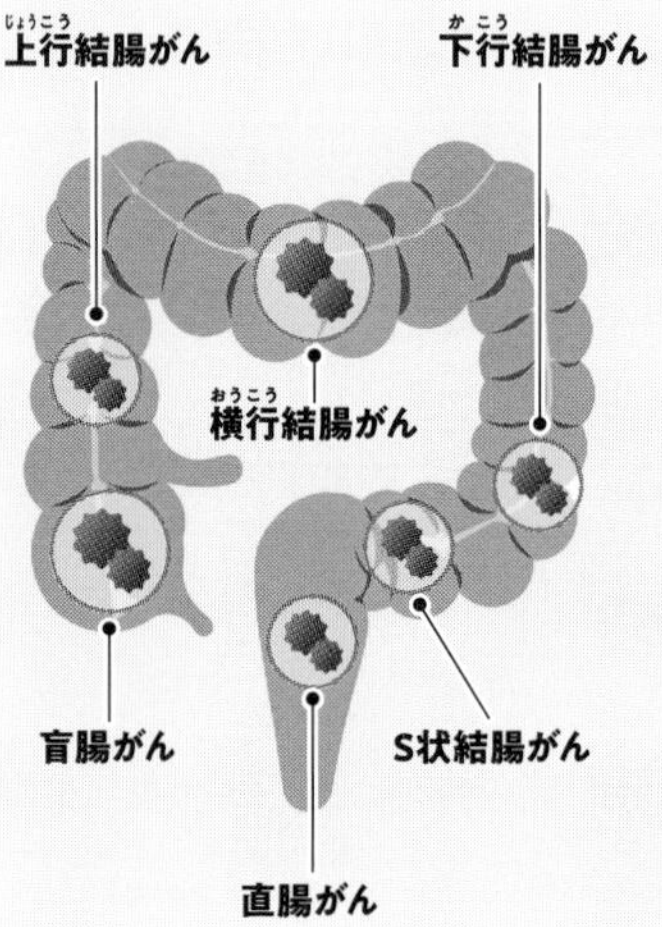

便潜血検査には大腸がん見落としのリスクがある

「国立がん研究センター」の2019年のデータによれば、男性は10人にひとり、女性は12人にひとりが、生涯のうちに大腸がんと診断されます。便潜血検査だけでは見逃す可能性があるため、大腸内視鏡検査が有効なのです。

大腸がんやポリープをその場で切除できる！

大腸内視鏡検査は、肛門から内視鏡を挿入し、大腸のすみずみまで観察する検査です。そのため、大腸がんがある場合、大腸内視鏡検査でそれを発見できる割合は95％以上と高く、見逃すことはまずありません。

また、大腸がんだけでなく、悪性化すると大腸がんになる大腸ポリープも発見することが容易で、場所や大きさにもよりますが、そのまま切除する日帰り

大腸内視鏡検査なら大腸がんを95％発見できる

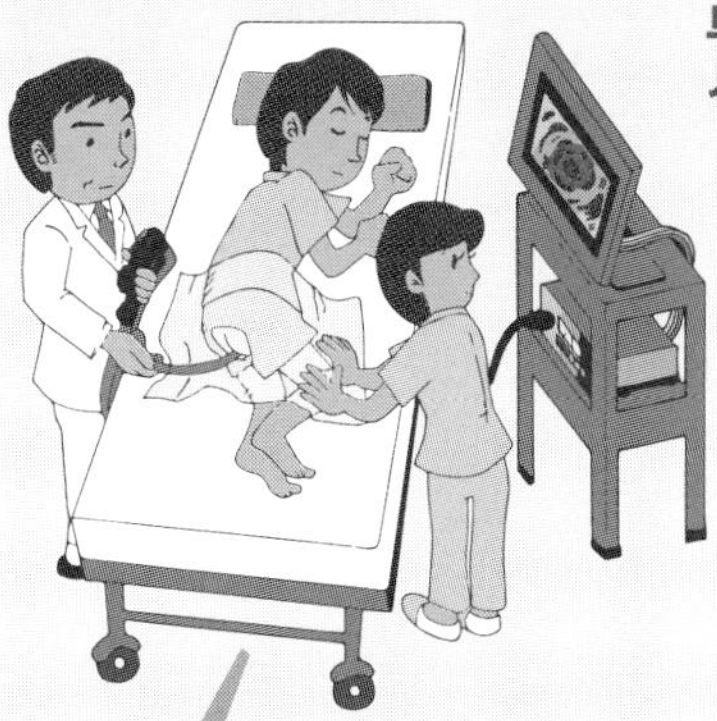

早期の大腸がんやポリープを発見でき
その場で切除する日帰り手術も可能

大腸内視鏡検査は、大腸の入り口にあたる盲腸から直腸まで、腸内をくまなく観察できるため、大腸がんやポリープ、その他の病変をほぼ確実に発見できます。また、大腸がんやポリープが見つかった場合は、可能であればその場で切除することができます。

- ●大腸がんの発見・切除
- ●大腸ポリープの発見・切除
- ●腸炎の発見
- ●肛門疾患の発見

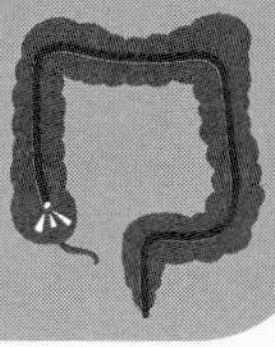

大腸内をくまなく検査可能！

大腸内視鏡検査を推奨

- ◎便潜血検査で「陽性」の判定
- ○血縁者に大腸がんの方がいる
- ○便秘や下痢、腹部が張る
- ○40歳以上で未検査

便潜血検査だけでは、どうしても見逃しはあるので、上記の条件に当てはまる方は、大腸内鏡検査を受けることをおすすめします。

手術も可能です。

　大腸内視鏡検査に対して、痛そう、苦しそう、面倒くさそうといったネガティブな印象を持っている方は少なくないでしょう。しかし、検査前に鎮静剤を使用して寝ている間に検査を終わらせる施設が多くありますので、そういう施設を選べば痛みや苦痛の心配はありません。

　ただし、腸の中を空っぽにしなければならないため、前日の夜からの飲食制限と、検査当日の朝に「腸管洗浄液」という薬を飲む必要があります。

　大腸内視鏡検査は、大腸がんの発見と治療にとても有効ですので、便潜血検査が陰性でも、40歳を超えたら自主的に検査を受けることを推奨します。

コラム②

河童が好む「尻子玉《しりこだま》」とは

頭に丸い皿を乗せ、背中に甲羅を背負い、突き出たくちばしのような口と水かきのある手足を持つ、全身が緑色の妖怪「河童」。川や沼に棲み、水辺を歩いている人間を水中に引きずり込んだり、泳いでいる人間の足をつかんで水中に引きずり込んだりして、おしりから「尻子玉」を抜くといわれ、この玉を河童に抜かれた人間は、「魂が抜ける」「腑抜けになる」「溺れ死ぬ」など、さまざまな伝承が日本全国に残されています。

しかし、人間のおしりの中には、尻子玉なる臓器は存在しません。いったいなぜ肛門の中に玉があるという話になったのでしょう。一説には、溺死者の肛門は括約筋が弛緩するために開き、あたかも肛門から何かを抜き取られた後のように見えたためだともいわれています。正解は誰にもわかりませんが、河童の伝承が警告しているのは、水辺の危険性であることは間違いないでしょう。

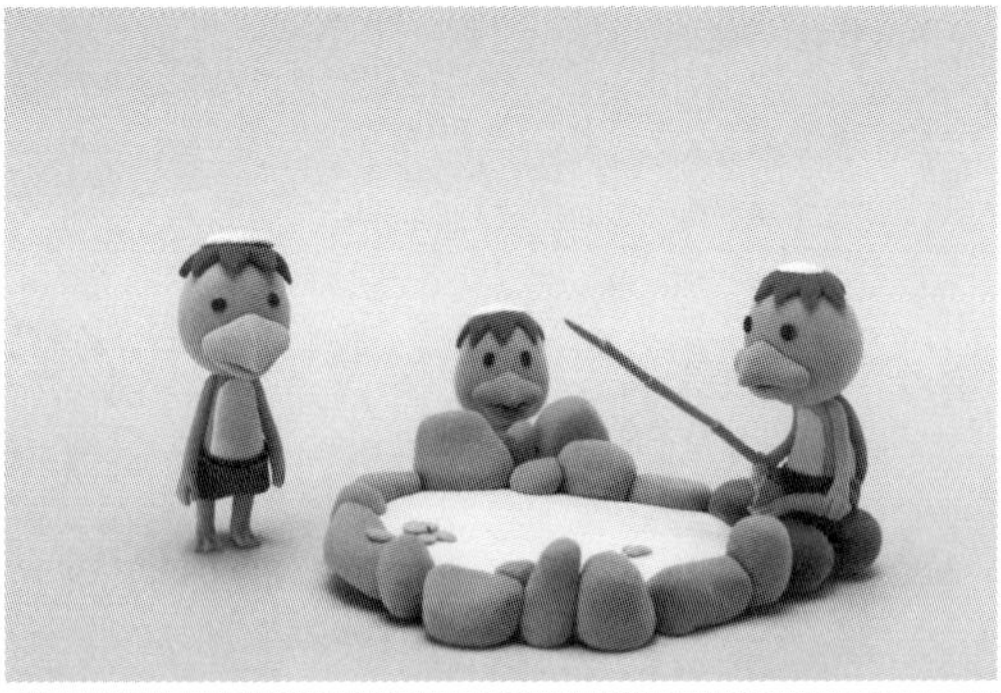

伝承では恐ろしい河童ですが、現代では愛らしい存在として、企業や商品のイメージキャラクターとして活躍しています。

第3章

知ってびっくり！うんちとおならのサイエンス

第3章 01

おならはなんでるの？

腸内に溜まったガスが消化管を圧迫して苦しくならないように、自動で肛門から排出されるのが〝おなら〟の正体です。

おならとは何か？

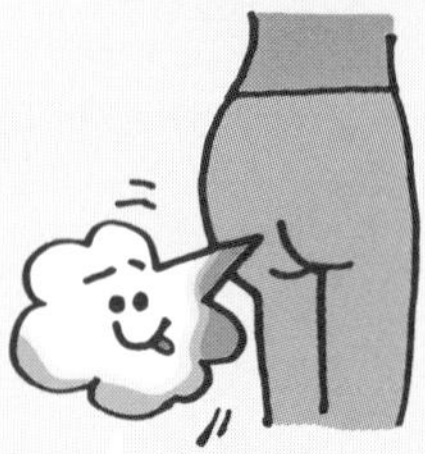

おならは消化管内の気体を放出する生理現象

おならは、食事のときに飲み込んだ空気と体内でできる気体が混ざったものです。消化管内で吸収されるものも多いのですが、吸収されなかった気体が消化管を圧迫しないよう、肛門から自然と排出されます。

おならデータ

- ●作られる量：1日平均1.5リットル
- ●放出される回数：1日平均10〜15回
- ●主な成分：窒素・二酸化炭素・水素・酸素・メタン・揮発性ガス

おならの量や回数は個人差が大きく、性別、食生活、健康状態にも大きく左右される！

上の「おならデータ」は平均的なもので、食生活、健康状態、腸内環境によって量や回数は大きく変化します。また、男女で、量や回数、臭いに差があるという研究結果もあります。

おならの約70％は飲み込んだ空気

おならが、消化管内のガスを放出する正常な生理現象であることは、前述した通りです（24ページ参照）。

おならの約70％は、口から飲み込んだ空気（酸素、窒素）で、これに腸内細菌が食べ物を分解するときに出す水素、メタンなどが加わります。口から吸い込んだ空気は肺にいきますが、食事と一緒に飲み込んだ空気は胃に入ります。胃に入る空気の量

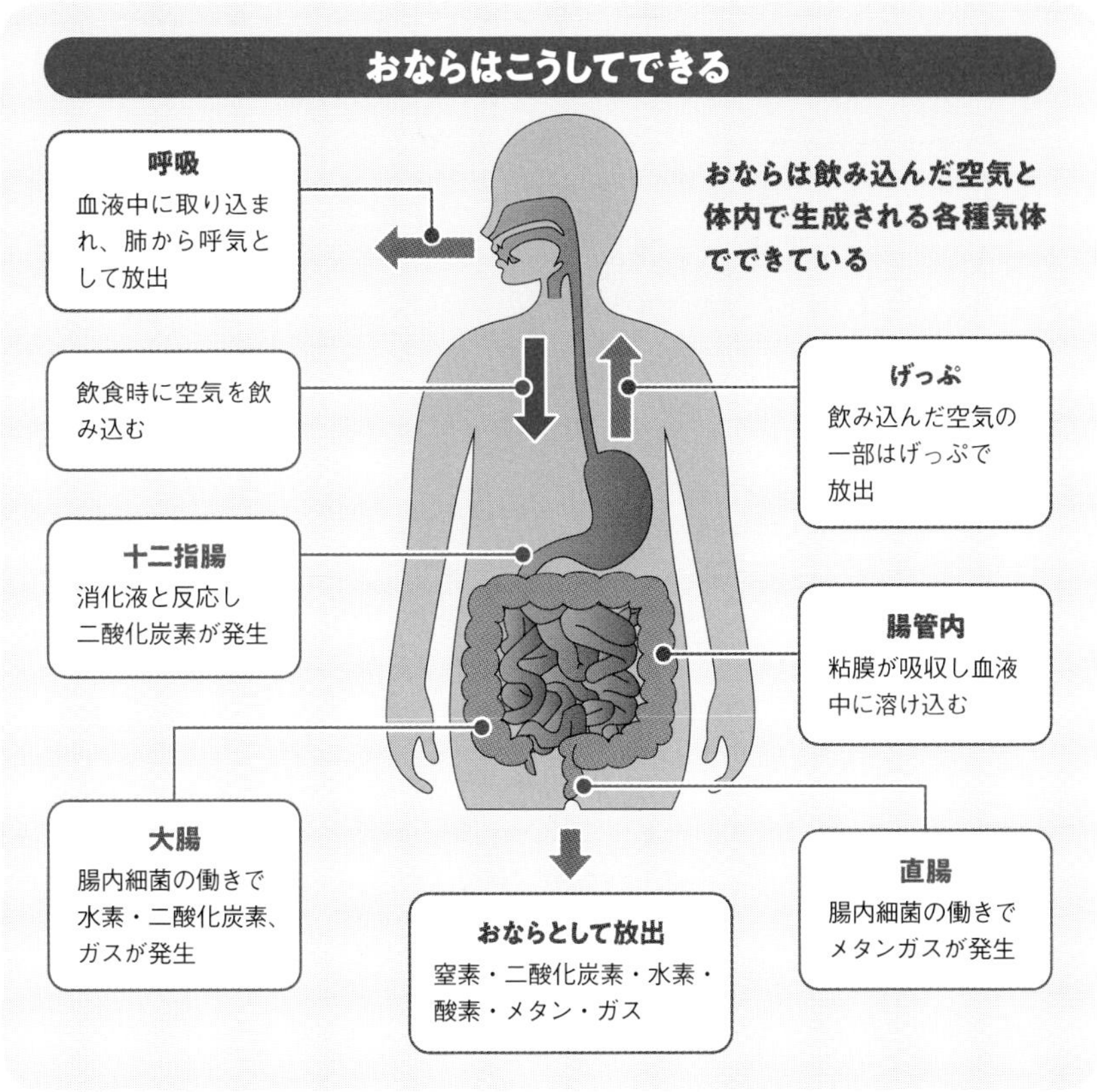
おならはこうしてできる
おならは飲み込んだ空気と体内で生成される各種気体でできている
呼吸
血液中に取り込まれ、肺から呼気として放出
飲食時に空気を飲み込む
げっぷ
飲み込んだ空気の一部はげっぷで放出
十二指腸
消化液と反応し二酸化炭素が発生
腸管内
粘膜が吸収し血液中に溶け込む
大腸
腸内細菌の働きで水素・二酸化炭素、ガスが発生
直腸
腸内細菌の働きでメタンガスが発生
おならとして放出
窒素・二酸化炭素・水素・酸素・メタン・ガス

は意外に多く、飲んだ水の2倍の空気が一緒に胃に入るといわれています。こうして胃に入った空気の一部は、食道を逆流して「げっぷ」として放出されますが、残りは食べ物と一緒に胃から十二指腸へと進みます。

十二指腸では、胃の消化液である「胃酸」と反応して二酸化炭素が発生します。続いて大腸では、腸内細菌の働きによって、二酸化炭素、水素のほか、臭いのもととなる硫化水素などのガスが発生しますが、二酸化炭素はすぐに吸収され消えてしまいます。また、直腸でメタンガスができる体質の人もいます。

これらが混合した気体が、直腸まで届き、肛門から排出されるのが、おならの正体です。

臭いおならと臭くないおならの違い

なんとなくしたおならが、とても臭かった……こんな経験は誰にでもあるでしょう。なぜ臭いおならと臭くないおならがあるのか？ その秘密に迫ります。

臭いおならの原因はわずか1％のガス！

おならの成分の約70％が口から飲み込んだ空気で、残りの約30％が消化管内で作られた気体です。その内訳は、水素と二酸化炭素がもっとも多く34％ずつ、窒素が22％、メタンが6％、酸素が3％で、残り1％が様々なガスとなっています。

じつは、このわずか1％しかないガスが、おならの臭いの元凶になっているのです。その他の99％の成分はすべて無臭のた

おならの成分の割合

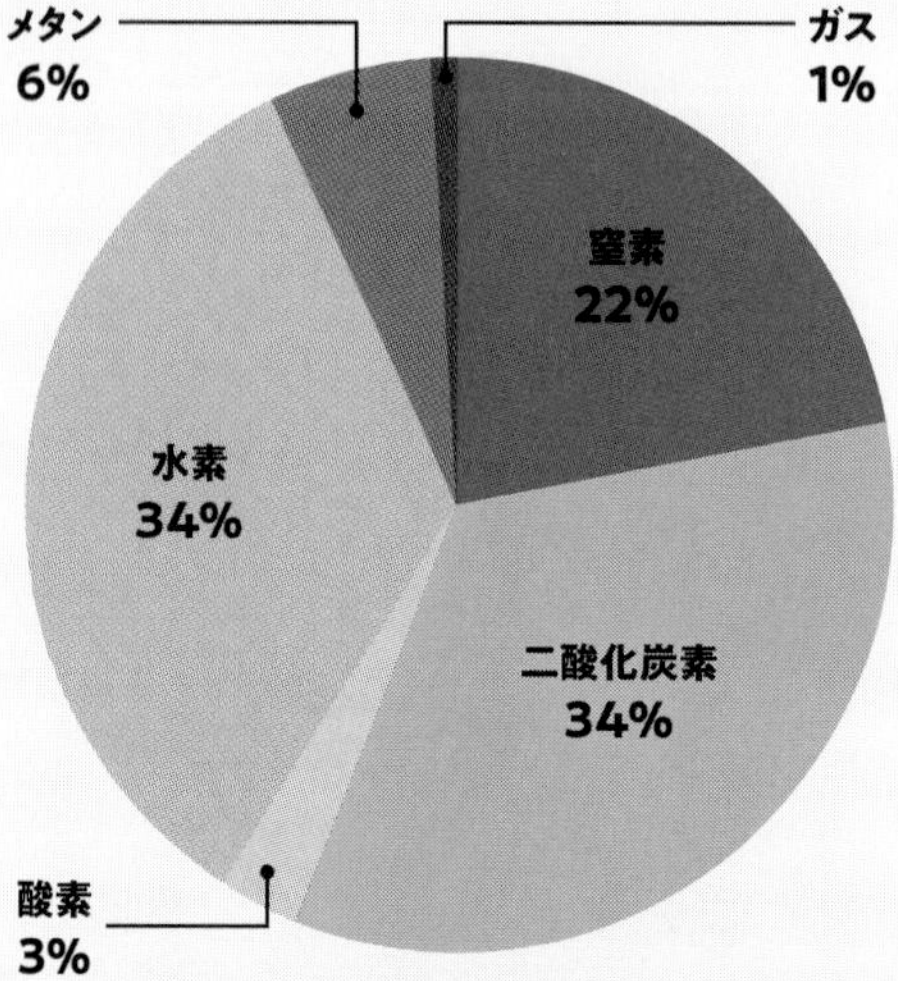

おならの成分の99%は無臭だが、腸内細菌が作る わずか1%のガスが臭いの原因となる

おならの99%は無臭の成分でできており、臭いのはわずか1%のガスです。発生するガスは食べ物の成分によって異なるため、臭いも食べた物によって変わります。

臭いおならの原因となる主なガス

硫化水素 ＝腐った卵	腐った卵や温泉の硫黄のような臭いがします。タンパク質が悪玉菌によって分解されることで、発生します。
メタンチオール ＝腐った玉ねぎ	腐った玉ねぎの臭いがします。硫黄分を多く含む食品を分解するときに発生します。
トリメチルアミン ＝腐った魚	腐った魚の臭いがします。魚やカニ、エビに含まれるトリメチルアミンオキシドが分解されて作られます。
酪酸 ＝腐ったバター	腐ったバターの臭いがします。脂肪酸を分解するときに作られます。
スカトール ＝大便臭	うんちの臭いがします。チーズやレバー、大豆に多く含まれるトリプトファンを分解するときに作られます。
インドール ＝大便臭	うんちの臭いがします。スカトールと同様、トリプトファンを分解するときに作られます。
硫化ジメチル ＝腐ったキャベツ	キャベツが腐った臭いがします。硫黄分を多く含む食品を分解するときに発生します。

め、ガスの成分だけで臭いか臭くないかが変わってきます。

ガスのほとんどは大腸の細菌が食物を分解したり合成したりするときに作り出していて、食事の内容や腸内細菌によって、つくられるガスも変わります。

例えば、にんにくや玉ネギといった硫黄成分の多い食物を食べると、腸内で分解、腐敗することで強烈な悪臭を放つインドールやスカトールが発生します。また、肉類などのたんぱく質は悪玉菌によって分解され、硫黄のような強烈な臭いを放つ硫化水素などが発生します。

一方、食物繊維が分解される際に生じるガスは、ほとんどが無臭の水素やメタンのため、臭いの原因にはなりません。

おならを我慢するとどうなる？

公共の場所でおならが出そうになったとき、おしりをキュッと締めれば我慢することができます。しかし、我慢したおならはどこにいってしまうのでしょう？

我慢したおならはどこにいく？

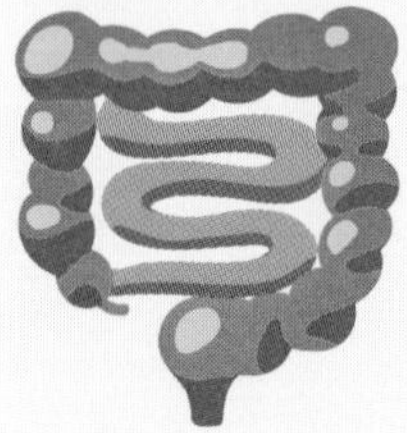

①我慢したおならの一部は腸から吸収される

我慢したおならは腸内にとどまるため、おならの成分のうち、酸素、二酸化炭素、水素、ガスの一部は腸管から吸収されます。

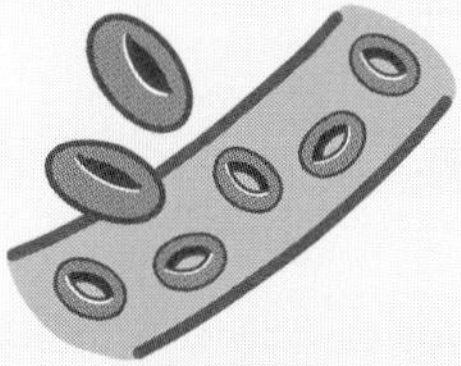

②血液中に溶け込んで全身を巡る

腸管から吸収されたおならの成分は、血液中に溶け込みます。そのまま、血流に乗って肺や心臓、腎臓などを巡ります。

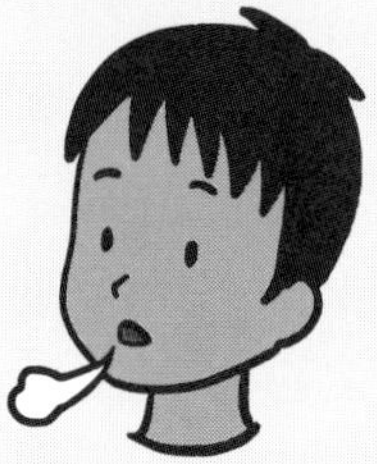

③呼気や皮膚から体外に放出される

血液中に溶け込んだ成分は、肺でのガス交換で放出され呼気となったり、汗に溶け込んだりして体外に放出されます。

おならの我慢は禁物！体に百害あって一利なし!!

学校や会社、電車やエレベーターの中など、おならをすることがマナー違反となる場所は数多くあります。

幸いなことに、人間はおならを我慢することができますが、こうして我慢したおならはどこにいってしまうのでしょう。

我慢したおならの成分のうち、酸素、二酸化炭素、水素は腸管で吸収され、肺を経由して呼気として放出されます。また、

おならの我慢は体に良くない

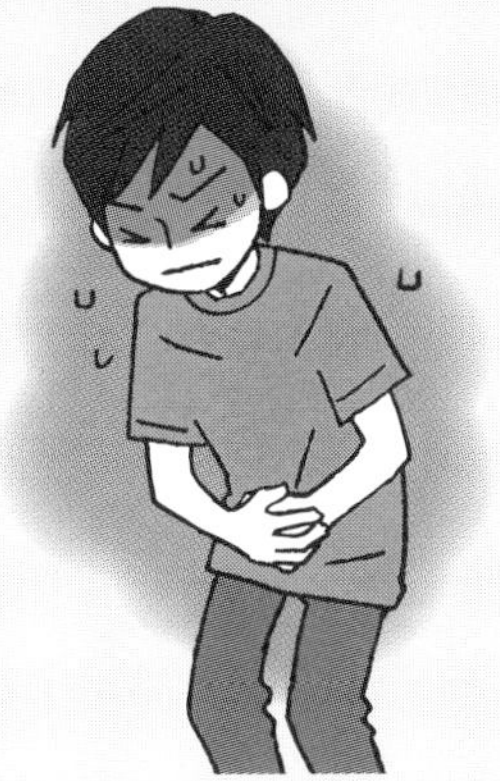

おならを我慢すると……ガスが腸を圧迫することになる

おならを我慢し続けると、腸内にガスが溜まって腹部に不快感、膨満感、痛みが生じるようになります。いわゆる腸が張った状態で、腸の蠕動運動が低下しうんちが停滞、さらにガスが溜まるという悪循環に陥ります。また、腸壁の弱いところが圧力に押されて袋状に飛び出す「大腸憩室」ができてしまう可能性も高まります。

- **腸が膨れることで腹痛を誘発**
- **腸の活動が低下するため便秘を誘発**
- **大腸憩室などの病気を発症することも**

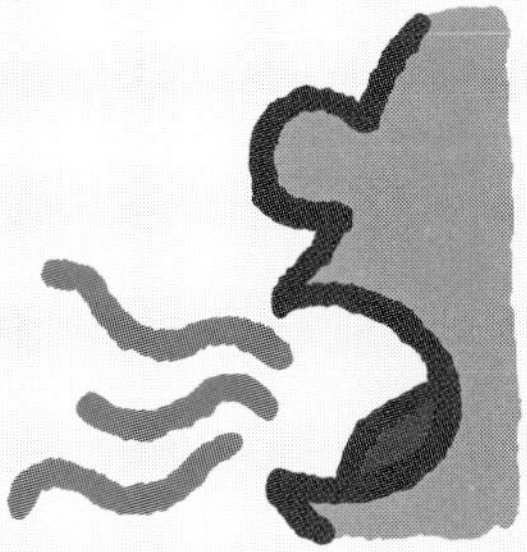

血液中に溶け込んだ成分によって口臭や体臭に影響が出る

血液中に溶け込んだおならのガス成分は、肺でのガス交換で呼気として放出されますが、このときおならの臭いガスが含まれていると、呼気がおなら臭くなってしまいます。また、おならの臭い成分が汗に溶け込むと、おならの臭いがする汗をかくことになり、体臭の原因となってしまいます。

臭いの元となるガスの一部も腸管から吸収されます。

しかし、窒素と一部の臭い成分は吸収されず、そのまま腸内に滞留し、腸が張った状態となり、不快感、膨満感、腹痛を生じることになります。

こうなってしまうと、圧力で腸の蠕動運動が低下してしまい、うんちが停滞してさらにガスが発生する悪循環に陥ります。

また、腸内の圧力が高まると、腸壁が袋状に飛び出す「大腸憩室」ができてしまうと考えられています。大腸憩室は、「穿孔性憩室炎」や「腹膜炎《ふくまくえん》」を引き起こすこともあるため、おならの我慢は百害あって一利なし。人のいないところで、こっそりと出してしまうのが一番です。

長く続く下痢は病気のサイン

腹痛とともに水のようなうんちが出る下痢は、ほとんどが一過性のものですが、長く続く場合は病気が原因となっていることが少なくありません。

慢性下痢は病気の可能性大！

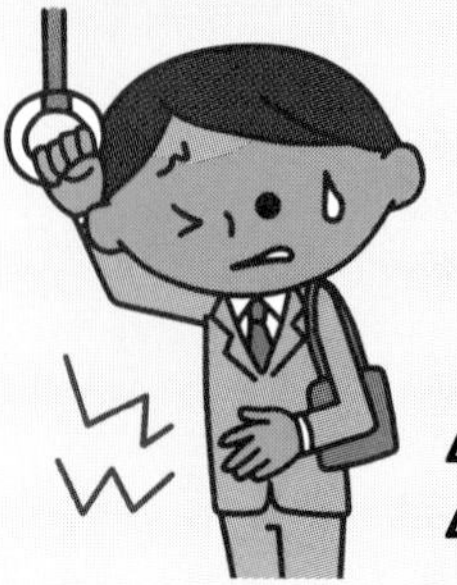

下痢には4週間以内に治る「急性下痢」と、それ以上続く「慢性下痢」の２種類があります。4週間以上続く場合は、病気が隠れているかもしれません。

4週間以内の下痢＝急性下痢
4週間以上続く下痢＝慢性下痢

下痢が長引いたら病院で診てもらうべき

うんちの水分が異常に増え、液状またはそれに近い状態になってしまう下痢。腹痛を伴うことがほとんどで、誰もが苦しい思いを経験したことがあるでしょう。

下痢は、腸の働きになんらかの異常が起き、水分が吸収されなくなったり、過剰に供給されたりすることで引き起こされます。食あたりや食物アレルギーなどが原因で腸管内の分泌液が過剰になる「分泌性《ぶんぴつせい》下痢」、腸に炎症があるために血液成分や細胞内の液体が滲み出してくる「滲出性《しんしゅつせい》下痢」、腸内の浸透圧が高く水分吸収が十分にできない「浸透圧性《しんとうあつせい》下痢」、暴飲暴食やストレスなどが原因で自律神経が不調になり、腸の運動が過剰になる「運動亢進性《うんどうこうしんせい》下痢」の４つがあります。

一時的な下痢であれば心配することはありませんが、何週間も続くようであれば、病気の可能性が高いので、病院を受診したほうがよいでしょう。

下痢の原因とメカニズム

原因

・食あたり
・細菌感染
・ウイルス感染
・ホルモン異常

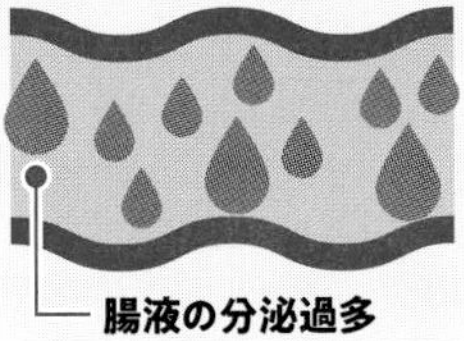

分泌性下痢

食あたりや食物アレルギー、感染症、薬などの影響で、腸管内の分泌液が過剰となり、下痢を引き起こします。

原因

・炎症性腸疾患
・腸結核
・虚血性腸炎
・細菌性腸炎

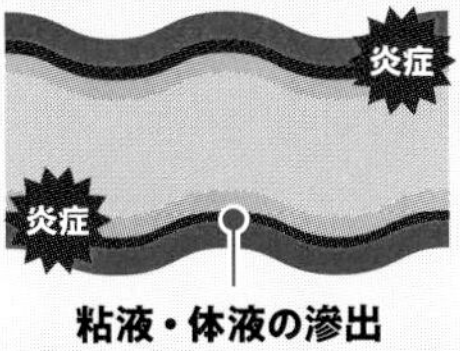

滲出性下痢

病気が原因で腸に炎症が起こり、粘液や体液が腸内に滲み出て、うんちの水分量が多くなります。

原因

・合成甘味料
・乳糖不耐症
・下剤
・薬の影響など

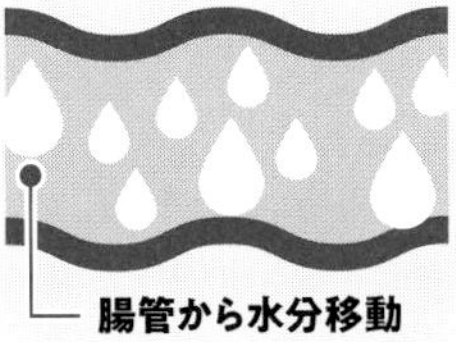

浸透圧性下痢

合成甘味料や薬など、腸内に水分を取り込もうとする成分があると、腸壁の水分吸収がうまく行われません。

原因

・ストレス
・冷え
・暴飲暴食

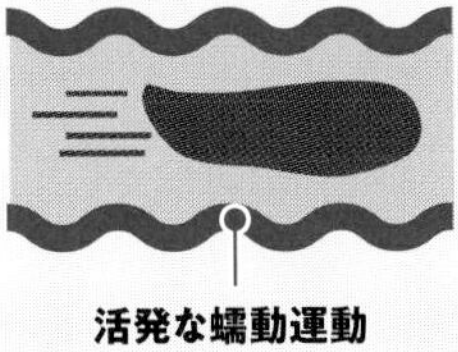

運動亢進性下痢

自律神経の不調で蠕動運動が過剰になり、うんちの通過スピードが速くなると、水分が吸収できません。

慢性的な下痢には思わぬ病気が隠れていることも！

4週間以上続く「慢性下痢」は、ストレスが原因の神経性のものもありますが、病気が原因で起きていることも十分考えられます。「過敏性腸症候群（IBS）」や「潰瘍性大腸炎」、「大腸ポリープ」「大腸がん」などが潜んでいる可能性もありますので、下痢が長引く場合は病院を受診してください。

第3章 05

硬くてつらい……便秘はなぜ起きる？

何日もうんちが出ずにつらい……硬いカチカチうんちでおしりが痛い……

つらい思いをする便秘は、腸内にうんちが滞留することで引き起こされます。

うんちがスッキリ出なくなる便秘

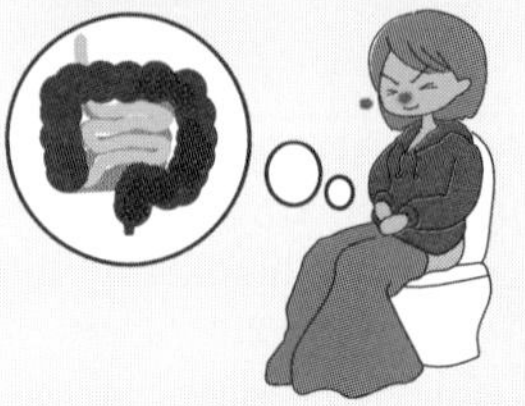

排便の習慣は個人差が大きく、何日も出ないから便秘という、単純な話にはなりません。うんちが硬い、残便感があるなど、便秘に関連する症状があれば便秘と考えられます。

本来体外に排出すべき糞便を十分量かつ快適に排出できない状態

『慢性便秘症診療ガイドライン2017』より引用

腸内に滞留したうんちが水分を失いカチカチに……

便秘は、正常にうんちが出ない状態のことを指しますが、さまざまな考え方があり、これが便秘だという定義はありません。ちなみに、『慢性便秘症診療ガイドライン　2017』では「本来体外に排出すべき糞便を十分量かつ快適に排出できない状態」を便秘としています。

便秘が起きる原因は、腸が弛緩した状態になり、蠕動運動が弱まってしまう「弛緩性便秘」、腸に痙攣性の収縮が起きて、うんちが通過できない「痙攣性便秘」、直腸の排便反射が弱く、便意が起きない「直腸性便秘」の3つです。いずれの場合も、うんちが腸内に長い時間留まることで水分が失われ、固いうんちが溜まっていくために、便秘が引き起こされます。

固いうんちが腸内に溜まっていると、後から送られてきたうんちも溜まってしまい、そのうんちからも水分が失われ……と、どんどん便秘が悪化する悪循環に陥ってしまうのです。

慢性的な便秘の原因は3つ

弛緩性便秘

大腸の蠕動運動が低下して弛緩し、大腸内にうんちが長くとどまります。その結果、水分が過剰に吸収されてしまい、うんちが硬くなります。

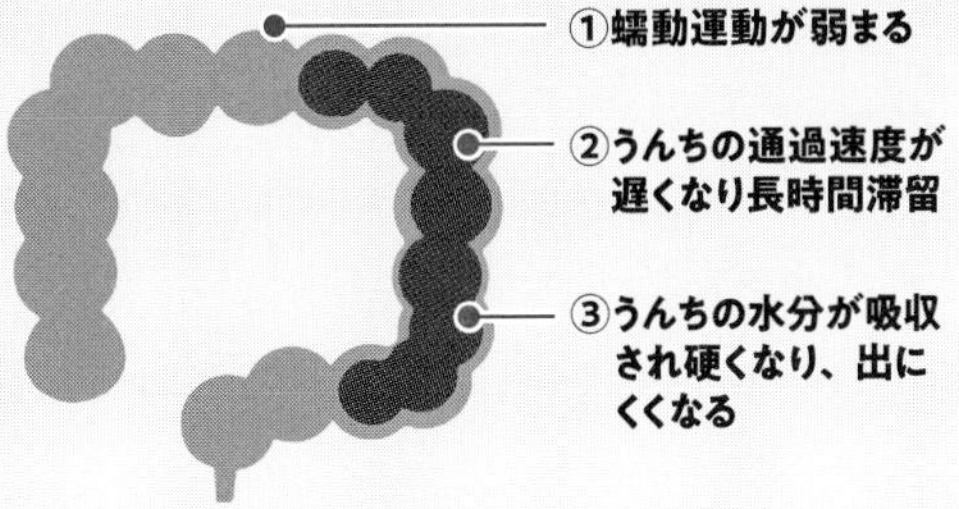
①蠕動運動が弱まる
②うんちの通過速度が遅くなり長時間滞留
③うんちの水分が吸収され硬くなり、出にくくなる

痙攣性便秘

精神的ストレスが自律神経に悪影響を及ぼし、腸の一部が痙攣性収縮を起こします。その結果、うんちが直腸に送り込まれず、便秘となります。

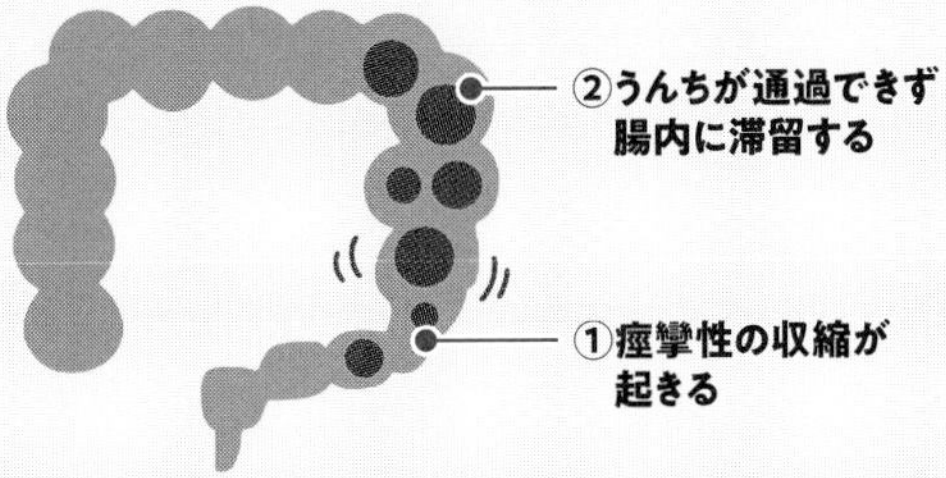
②うんちが通過できず腸内に滞留する
①痙攣性の収縮が起きる

直腸性便秘

うんちが直腸に届いても排便反射が弱く、便意を伴わないため、うんちが滞留します。習慣的に便意を我慢、無視し続けることで引き起こされます。

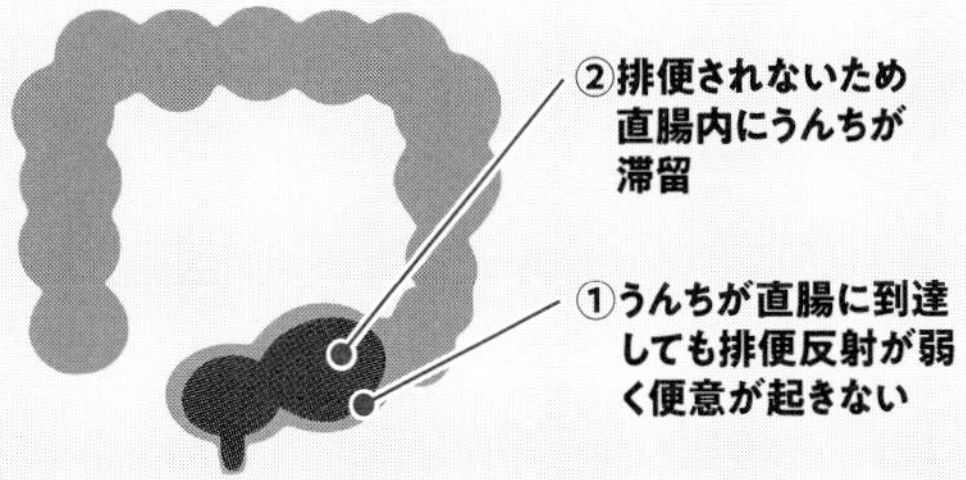
②排便されないため直腸内にうんちが滞留
①うんちが直腸に到達しても排便反射が弱く便意が起きない

病気が原因で起きる器質性便秘

突然うんちが出なくなり、腹痛や吐き気、嘔吐などがある場合は、病気が原因で起こる器質性便秘の可能性があります。原因として考えられるのは、大腸がん、腸閉塞、クローン病に伴う腸管の狭窄、周辺臓器のがんなどによる腸管の圧迫などです。

第3章 06

うんちの色と形状は健康のバロメータ

トイレで自分のうんちを見る方は少ないかもしれませんが、うんちには体調や健康状態を判断するためのヒントがたくさん隠されています。

うんちをしたら色と形をチェック！

自分のうんちの色や形を確認することは、自身の体調や健康状態を推測するのに役立ちます。その判定に役立つのが、「ブリストール便形状スケール」（左ページ参照）です。

正常なうんちは黄褐色のバナナ状をしています。水分の多い泥状や水のようなうんちは下痢です。逆に硬いうんちは便秘が疑われ、硬いコロコロのうんちは痙攣性便秘、ゴツゴツ硬いう

うんちのセルフチェック

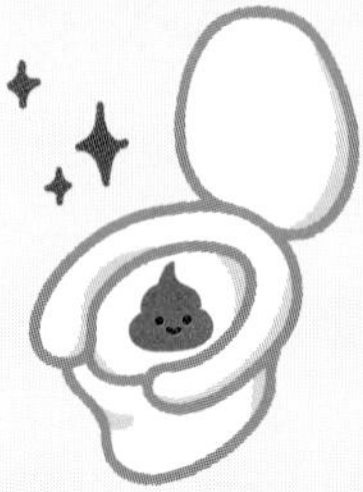

色・臭い・形状をチェック！

トイレでうんちをしたら、すぐに流してしまわずに色、臭い、形をセルフチェックしましょう。腸の健康状態や体調をうかがい知ることができますし、うんちの色や臭いに病気のサインがあらわれることもあるのです。

色	●健康な場合は黄褐色～茶色 ●黒い場合は食道・胃・十二指腸の出血 ●赤い場合は腸や肛門の出血 ●白い場合は胆管・膵臓の病気
臭い	●健康な場合は漬物のような臭い ●悪玉菌が多いと臭いが強くなる ●食べ物によっても変化する ●特に臭いが強い場合はがんの可能性あり
形（硬さ）	●ブリストル便形状スケールでチェック （左ページ参照）

ブリストル便形状スケール

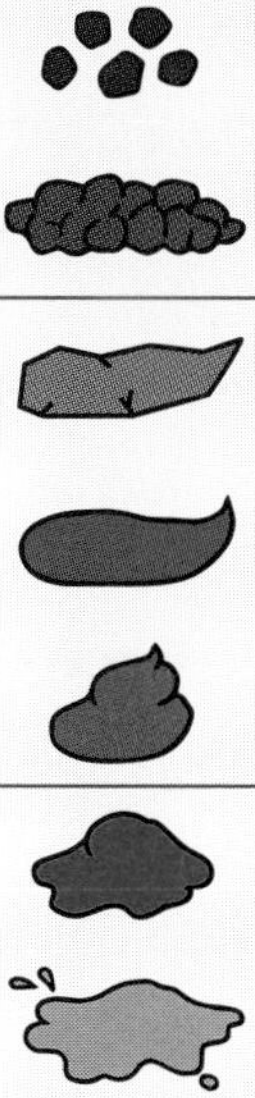

	①コロコロ便	ウサギの糞のような硬いコロコロの便
	②硬い便	ゴツゴツしたソーセージ状の硬い便
正常な便	③やや硬い便	水分が少なくひび割れている硬めの便
正常な便	④普通便	バナナ状の適度な柔らかさの便
正常な便	⑤柔らかい便	はっきりとしたシワのある柔らかい便
	⑥泥状便	ふにゃふにゃとした形のない便
	⑦水様便	水分が多く固形物のない液状の便

自分のうんちをチェックすることで健康状態がわかる！

トイレで用を足したら、自分のうんちが上のどの形状に当てはまるかをチェックしてください。基本的に硬い便は便秘の、柔らかすぎる便は下痢の可能性があると考えてください。

んちは弛緩性便秘、硬くて細切れで出てくるうんちは直腸性便秘の可能性があります。

　また、うんちの色も重要で、健康なときのうんちは黄褐色や茶色をしていますが、色が濃い褐色の場合は便秘、茶褐色の場合は暴飲暴食が疑われます。

　特に危険なのが、赤色や真っ黒のうんちで、消化管のどこかが出血している可能性が高い色です。白い場合は胆管《たんかん》や膵臓《すいぞう》の病気、腸結核の可能性がありますので、こうした極端な色のうんちが出たら、専門医療機関で診察を受けてください。ただし、イカ墨や食用の炭、鉄分のサプリで黒くなることがあるほか、野菜を大量に食べると緑色のうんちが出ることがあります。

うんちが〝茶色いダイヤ〟と呼ばれるワケ

近年、大きな注目を集めているのが、うんちに含まれている「腸内細菌」です。研究の結果、腸内細菌が病気の治療や健康維持に役立つことがわかってきました。

うんちの成分

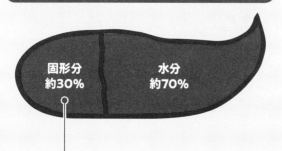

腸の粘膜　約10%

腸の粘膜は、わずか2～3日で入れ替わります。剥がれ落ちた古い腸粘膜は、うんちに混じって排出されています。

食べ物のかす　約10%

食物繊維などの消化されなかったものや、栄養を搾り取られた食べ物の残りかすは、たったの10%しか含まれていません。

腸内細菌　約10%

うんちの約10%が、うんちと一緒に出てきてしまった腸内に生息している細菌です。水分を除いたうんち1gの中に、6000億から1兆個という膨大な数の腸内細菌が含まれています。

すでに実用化されている腸内細菌による治療

通常のうんちの成分は、固形分が約30％、水分が約70％です。固形分の内訳は、食べ物のかすが約10％、腸の粘膜が約10％、腸内細菌が約10％となっています。

このうんちに含まれる腸内細菌が、近年、大きな注目を集めています。というのは、人間の腸内には1000種類、100兆以上という膨大な数の細菌が生息しており、それらが

うんちに秘められた可能性

●病気の治療（便移植）

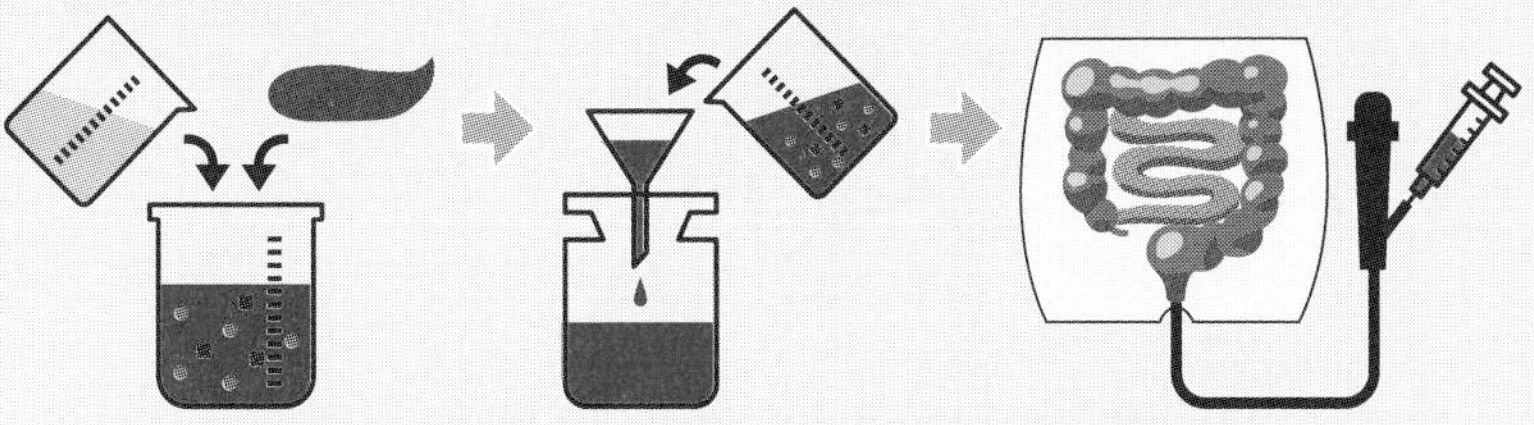
①健康な人のうんちを
生理食塩水と混ぜる
②混ぜた液体を
フィルターで濾過
③濾過した液体を
患者の大腸に移植する

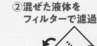

難病の潰瘍性大腸炎の治療で効果を確認

移植する健康な人のうんち（事前検査で移植して問題ないかを確認済み）と生理食塩水を混ぜた液体をフィルターで濾過して、余分な成分を取り除きます。この液体を内視鏡などを使って、病気の人の腸内に移植するのが便移植と呼ばれる治療法です。

●新薬の開発

腸内細菌と病気の関係が解明され、腸内細菌を病気の治療に使う新薬の開発が進められています。

●サプリの開発

うんちに含まれる腸内細菌の分析結果を生かして、健康を補助するサプリが開発されています。

●データベース化

個人の腸内細菌を一括分析してデータベース化することで、さまざまな研究が進められています。

腸内細菌の価値が判明し“茶色いダイヤ”と呼ばれている

健康と深く関係していることがわかってきたからです。

その成果のひとつが、健康な人の腸内細菌を病気の人の腸内に移植することで治療する「便移植」です。すでに実用化されていて、難病の「潰瘍性大腸炎」の治療に役立てられています。

また、日本ではアスリートのうんちを解析研究し、一般の人に比べて腸内細菌に多様性があることを発見した企業もあります。その研究を活かして健康維持に役立つ腸内細菌を使ったサプリも販売されています。

このように、世界中の企業、研究機関が、腸内細菌のさまざまな可能性に注目していることから、うんちは「茶色いダイヤ」と呼ばれているのです。

第3章 08

「浣腸」でうんちが出るワケ

つらく苦しい便秘を解消する薬として、最も一般的な「浣腸薬」ですが、浣腸でうんちが出る仕組みは意外と知られていません。

市販浣腸薬の成分

精製水50%

蒸留や濾過により、不純物を取り除いた水が精製水です。腸内の水分を増やし、うんちを柔らかくします。

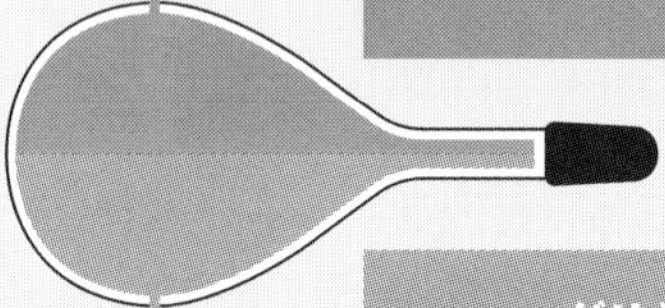

グリセリン50%

直腸内の浸透圧を高くし、腸壁から水分を出し、うんちを柔らかくします。同時に腸の蠕動運動も促します。

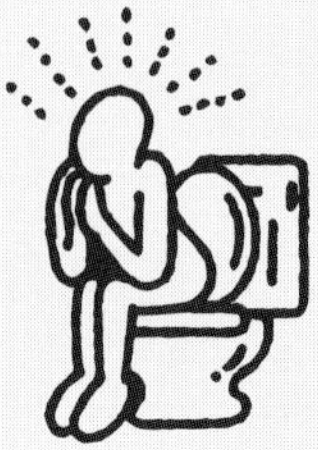

肛門から直腸に直接液体を注入し排便を促す

浣腸薬は肛門から直接薬液を注入して使う薬です。グリセリンの働きで即効性があるため、トイレに行ける状態のとき使用しましょう。

浣腸薬の仕組みは驚くほど単純だった

浣腸薬は肛門から薬液を注入して、排便を促す薬です。頑固な便秘でも浣腸薬を使うと、驚くほどかんたんにうんちが出てくるため、強力な薬が入っているように思われがちです。

しかし、浣腸薬の主成分は「精製水」と「グリセリン」で、1対1の割合で入っています。精製水は不純物を取り除いたきれいな水です。グリセリンは、水に非常に溶けやすく、水分を吸収

浣腸でうんちが出る仕組み

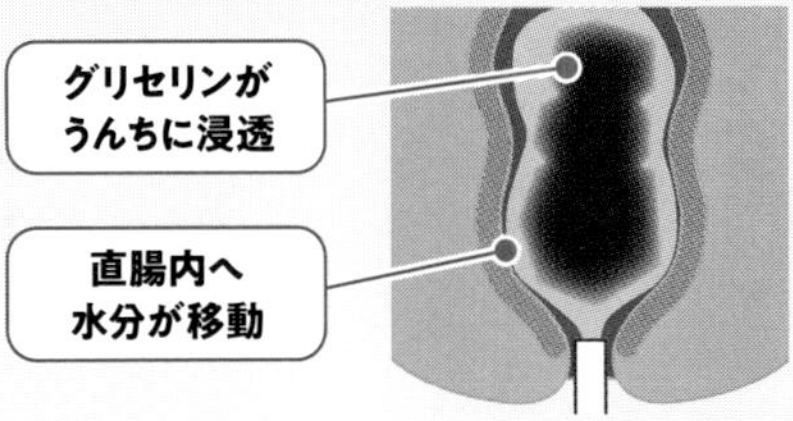
グリセリンが
うんちに浸透
直腸内へ
水分が移動

①薬液がうんちに浸透する

薬液が直腸内に入ると、グリセリンの働きで、直腸内の浸透圧が高まり、腸壁から水分が出てきます。この水分がうんちに浸透します。

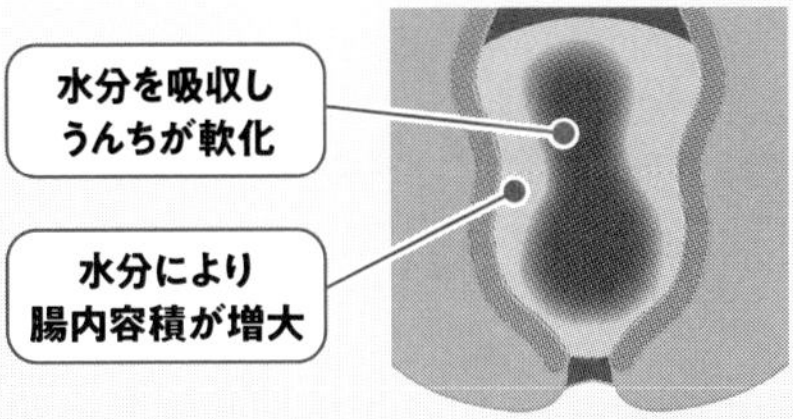
水分を吸収し
うんちが軟化
水分により
腸内容積が増大

②うんちが柔らかくなる

うんちに浸透したグリセリンは、周りの水分をどんどん吸収しうんちが柔らかくなります。また、水分が増えることで直腸内の容積が増えます。

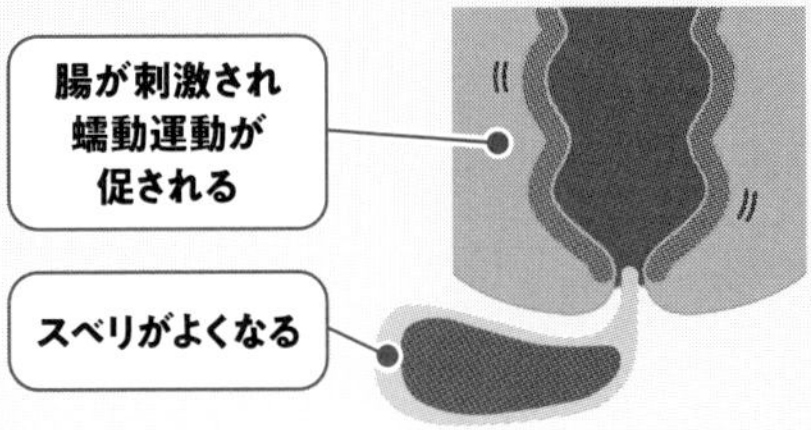
腸が刺激され
蠕動運動が
促される
スベリがよくなる

③うんちが押し出される

圧力で直腸壁が刺激され、蠕動運動が促されると同時に、排便中枢に刺激が伝わり便意が生じ、うんちを出す準備が整います。

する性質があり、保水力が高い特性を持つ粘り気のある液体です。もともと体内に存在する物質のため安全で、食品や化粧品にも多く使われています。

この薬液が肛門から注入されると、グリセリンが直腸壁の水分を吸収し、直腸内を大量の水分で満たします。この水分がうんちに浸透し、うんちが柔らかくなると同時に、腸壁に浸透圧の刺激が加わり、蠕動運動が活性化します。すると、便意が生じて、直腸壁の収縮と内肛門括約筋の弛緩が起こり、うんちが出やすい状態になるのです。

なお、すぐにトイレに行くと薬剤だけが出てしまうので、数分間うんちを我慢することを、製薬会社は推奨しています。

第3章 09

「おなか」と「心」は密接に関係している

古くから脳の状態が腸の働きに影響を及ぼすことは知られていましたが、近年、腸の状態が脳に伝わり、気分や感情に大きな影響を及ぼすことがわかってきました。

脳と腸は互いに影響を及ぼし合っている

腸は消化器官のひとつですが、近年の研究で、消化器官としての役割だけでなく、免疫やホルモンの分泌と深く関係している重要な器官であることがわかってきました。

まず、腸には体全体の半数以上の免疫細胞が存在し、細菌やウイルスなどの病原体に対応できるようになっています。これを「免疫系」と呼び、腸は最大の免疫器官といわれています。

腸には複数の機能がある

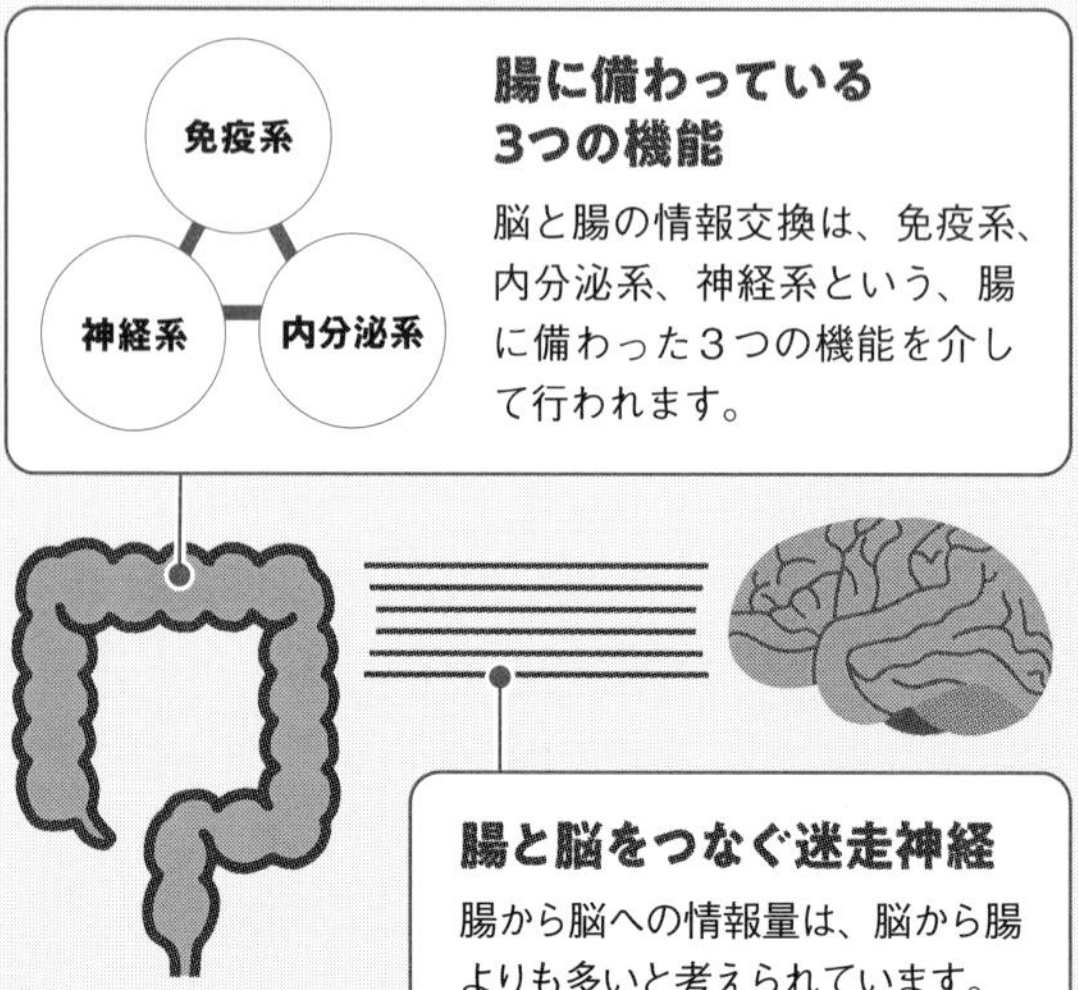

腸に備わっている3つの機能

脳と腸の情報交換は、免疫系、内分泌系、神経系という、腸に備わった３つの機能を介して行われます。

腸と脳をつなぐ迷走神経

腸から脳への情報量は、脳から腸よりも多いと考えられています。

腸は自分で考えて活動することもできる！

腸管神経系と呼ばれる神経ネットワークの働きで、脳からの指令がなくても、腸が自発的に考えて活動するかのような動きをしているといわれています。

腸と脳は深く関係している

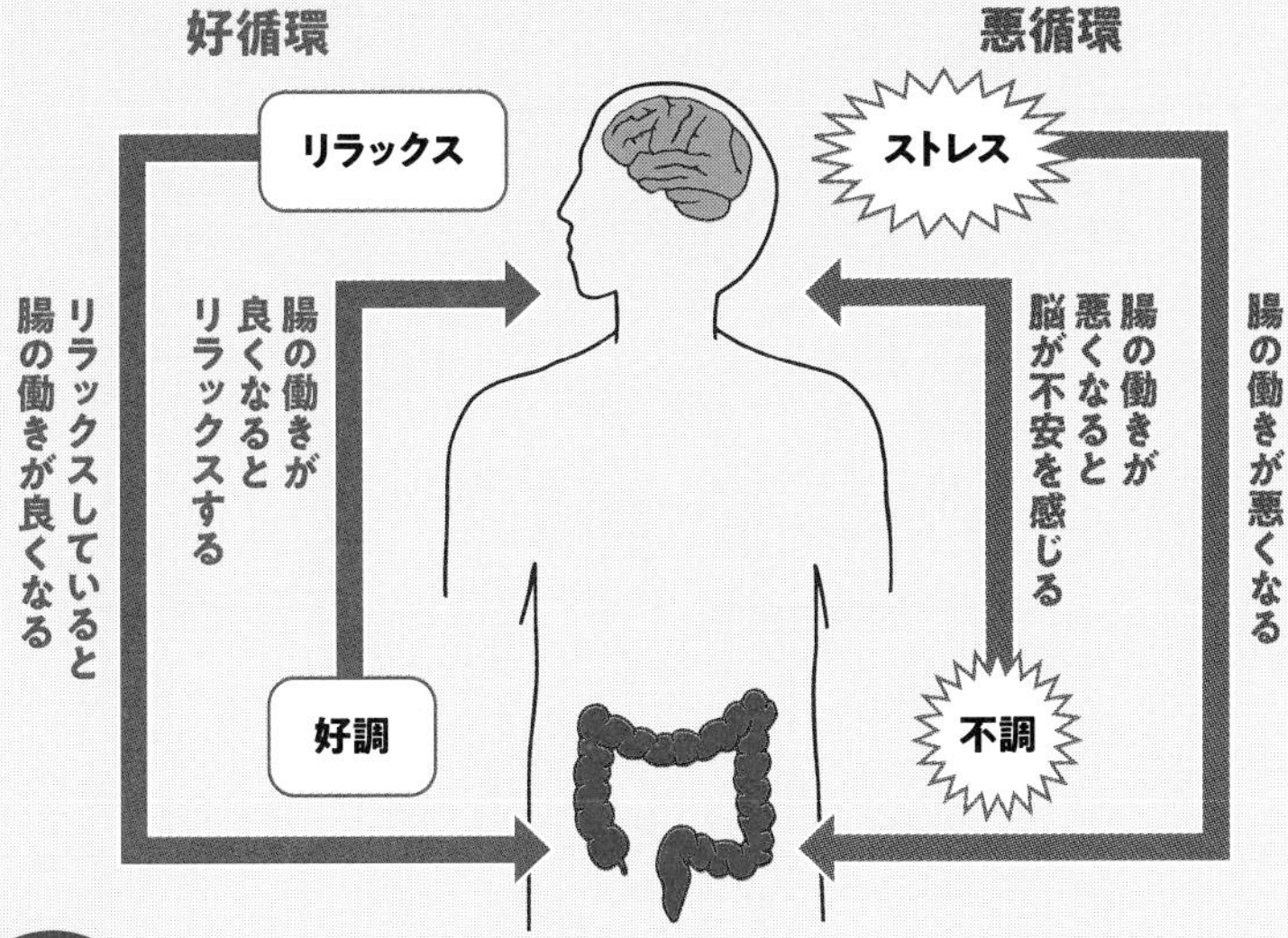
ストレスを感じると腸の働きが悪くなる

腸内に住む「腸内細菌」も大きく関与している

以前から脳と腸は深く関係していると考えられてきましたが、近年の研究で、腸内細菌が、腸から脳に送られる情報に大きな影響を与えていることもわかってきました。

そして、腸にはさまざまな体の働きを調節するホルモンを分泌する「腸管内分泌《ちょうかんないぶんぴつ》細胞」が存在しており、内分泌器官としての役割もあります。これが「内分泌系」と呼ばれるものです。

さらに、腸には入ってきた情報を処理して命令を伝達する神経細胞が集まっていて、独自のネットワークを形成しています。「これを「腸管神経系」と呼び、脳の命令がなくても、腸が自発的に考え活動することができるのです。

この3つの機能と、腸と脳を結ぶ迷走《めいそう》神経を使って、両者は常に情報交換をして互いに影響を及ぼし合っていると考えられています。この関係を「腸脳相関」と呼びます。

第3章 10

心を表す表現に〝腹〟がつく不思議

人間の心はどこにあると思いますか？　思考や行動を司る脳でしょうか？　答えは出ていませんが、日本の心に関係する慣用句には〝腹〟がつくものが多いのです。

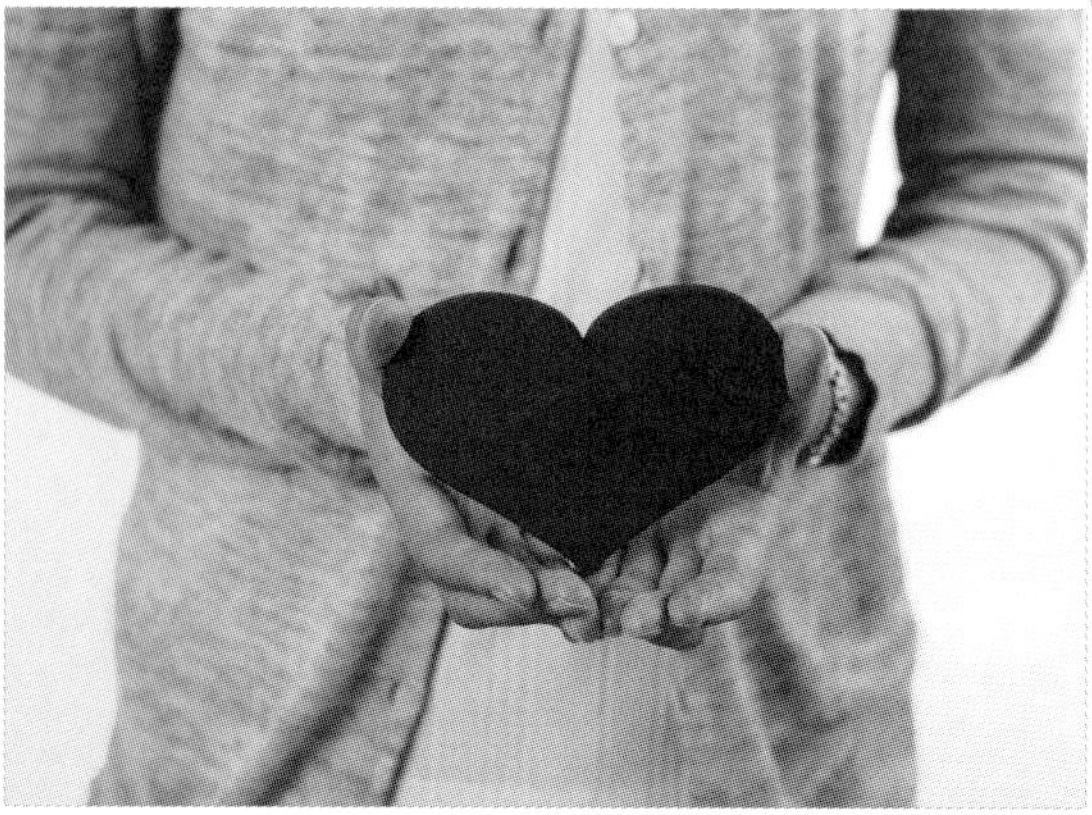

日本人は感情や心情を表す際、おなかに関係した慣用表現を多用します。

日本人ははるか昔から腸脳相関を知っていた⁉

私たちが普段使っている日本語は、喜怒哀楽といった感情や心情を表す際に「腹」や「腸」という漢字を使った表現を多用しています。

「腹」「腸」がつく慣用表現で目立つのは、怒りに関するものです。怒りはある種のストレスですので、それがおなかに影響することから、多くの表現ができたかもしれません。

もうひとつ、目立つのは本音や本心、意図、決意、覚悟に関係する慣用表現です。日本人は、おなかの中に〝心〟があると感じていたように思われます。

前項（84ページ参照）で紹介したように、腸と脳は密接に関係していて、緊張や不安、ストレスを感じるとおなかが痛くなったり、おなかの調子が悪いと不安を感じたりします。こうした腸脳相関は最近の研究でわかってきたことですが、経験的におなかが感情や心情と深く関わっていることに、日本人は気がついていたのかもしれません。

“腹・腸”がつく慣用表現

●「怒り」を表す慣用句

業腹、腹が立つ／腹を立てる、腹が煮える／腸が煮えくりかえる、腹に据えかねる，腹の虫が収まらない、向かっ腹を立てる

●「怒りの解消」を表す慣用句

腹が癒える／腹を癒やす、腹が居る

●「悲しみ」を表す慣用句

断腸の思い、腸がちぎれる

●「笑い」を表す慣用句

腹がよじれる／腹（の筋）をよる／腹の皮が捩れる、腹を抱える

●「納得・理解」を表す慣用句

腹に落ちる／腑に落ちる

●「理解力・包容力」を表す慣用句

腹が大きい、腹が太い、太っ腹

●「本音・本心・意図」を表す慣用句

腹心、腹の内、腹の底、腹に一物、腹に納める、腹を合わせる、腹を探る、腹を読む、腹を見抜く、腹を割る、腹を見られる、腹が黒い

●「決意・覚悟」を表す慣用句

腹を固める、腹が決まる／腹を決める、腹が据わる／腹を据える、腹ができる、腹を括る、腹を固める、

●「準備・用意」を表す慣用句

腹構え、腹積り

『心としての身体』ー慣用表現から見た頭・胸・腹ー／田中聡子より一部引用し改変

幸せホルモンはなんと腸で作られている！

精神の安定に関与することから「幸せホルモン」とも呼ばれるセロトニン。脳内の神経伝達物質として知られていますが、そのほとんどが腸で作られています。

セロトニンの働き

脳内のセロトニン
全体の約2%

心の安定に関与
大脳皮質や視床下部などに分布し、幸福感を与えるなど、精神を安定させる働きがあります。

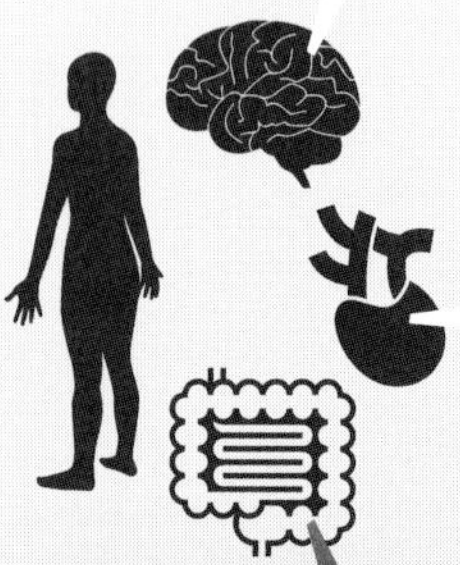

血液中のセロトニン
全体の約8%

血液や血管に関与
血液中のセロトニンは血小板内に取り込まれ、血液の凝固、血管の収縮などの調節を行います。

腸内のセロトニン
全体の約90%

蠕動《ぜんどう》運動に関与
腸の蠕動運動に関係し、腸内のセロトニンが多すぎると下痢を起こし、少なすぎると便秘になります。

体内のセロトニンは腸で作られ、約90%が腸内に存在している

セロトニンが減ると女性ホルモンも減る

セロトニンは感情に関わる神経伝達物質の一種です。ほかの神経伝達物質であるドーパミン（快楽・喜びなど）やノルアドレナリン（恐怖・驚きなど）などの情報を制御し、精神を安定させる働きがあるため、しばしば「幸せホルモン」や「幸福物質」などと呼ばれています。

人の体内には約10ミリグラムのセロトニンがあり、脳に2%、血液に8%、腸に90%の分布で

セロトニンはトリプトファンから作られる

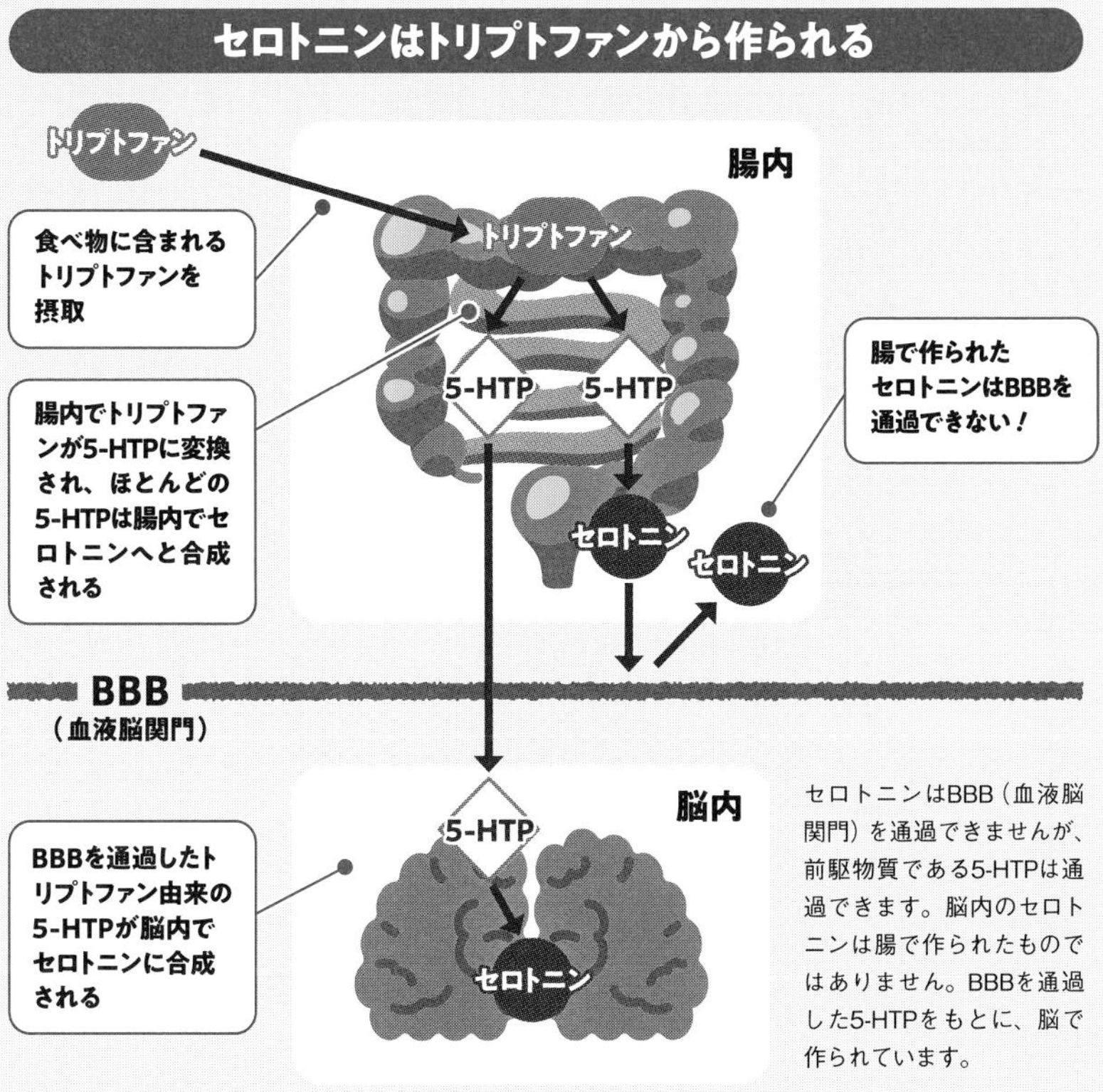
トリプトファン
腸内
食べ物に含まれるトリプトファンを摂取
トリプトファン
腸内でトリプトファンが5-HTPに変換され、ほとんどの5-HTPは腸内でセロトニンへと合成される
5-HTP
5-HTP
腸で作られたセロトニンはBBBを通過できない！
セロトニン
セロトニン
BBB
（血液脳関門）
脳内
5-HTP
BBBを通過したトリプトファン由来の5-HTPが脳内でセロトニンに合成される
セロトニン

セロトニンはBBB（血液脳関門）を通過できませんが、前駆物質である5-HTPは通過できます。脳内のセロトニンは腸で作られたものではありません。BBBを通過した5-HTPをもとに、脳で作られています。

存在しています。

セロトニンはトリプトファンという必須アミノ酸から合成され、そのほとんどが腸で作られています。トリプトファンは多くの食材に含まれているため、一般的な食生活でまず不足することはありません。

しかし、不規則な生活や運動不足が続くと、体内のセロトニン量が低下してしまいます。セロトニンの減少は、うつ病やパニック障害などを引き起こすといわれています。また、女性ホルモンの分泌減少にも関係していて、更年期障害の遠因とも考えられています。

腸と心の健康のため、生活習慣を見直し、規則正しい生活を心掛けましょう。

第3章 12

「日本人は腸が長く便秘になりやすい」って本当？

まことしやかに囁かれる「日本人は腸が長く便秘になりやすい」という噂。結論から言えば誤解ですが、その根拠となる「腸の特徴」は興味深いものです。

日本人の腸に関する俗説

ウソ

俗説① 日本人は腸が長い

「農耕民族がルーツの日本人は、狩猟民族をルーツに持つ欧米人よりも腸が長い」という仮説。しかし、実際には日本人と外国人の腸の長さに有意な差は示されていません。

ウソ？

俗説② 日本人は便秘になりやすい

海外の慢性便秘症の割合は中央値で約16％であるのに対し、日本は3.5％。ただし、日本の数値は自己申告制のため、実際には潜在的な便秘人口は1000万人（約8％）と言われています。

浮説が生まれた原因は動物の腸の特徴から⁉

「日本人の腸が長い」という説は「欧米人＝肉食中心、日本人＝野菜食中心」とのイメージから生まれた誤解です。

2013年の消化器系を中心とした医師たちの発表によれば、日本人の大腸の長さは平均154・7センチメートル、アメリカ人は平均158・2センチメートルでした。実質的な差は確認できず、「ほぼ同等」という結果が得られています。

ただし「肉食中心よりも野菜食中心だから腸が長い」という理屈は、あながち間違いではありません。というのも、肉食動物と草食動物の腸の長さを比較すると、草食動物の腸のほうがはるかに長いからです。

腸の長さは、食べ物の消化時間が関係しています。植物の繊維成分であるセルロースは、肉に比べて分解に多くの時間がかかります。そのため、腸に長くとどめておく必要があり、その分だけ草食動物の腸は長くなっているのです。

草食動物と肉食動物の腸の長さ

動物の体長と腸の関係

	腸/体長の比率	腸の長さ
ネコ	約3.5倍	約1.6メートル
イヌ	約5倍	約2.5メートル
ライオン	約4倍	約7.2メートル
ヒト	約10倍	約8メートル
ウマ	約10倍	約20メートル
ウシ	約20倍	約34メートル
ヒツジ	約25倍	約30メートル

※体長は「頭から尻まで」の長さ。イヌは中型犬で試算。ほかの動物に合わせてヒトの体長も「座高」で試算。

草食動物 ▶ 腸が長い傾向
肉食動物 ▶ 腸が短い傾向

植物に含まれる栄養は、肉に含まれる栄養に比べて少ないです。草食動物は、植物の栄養を余すことなく吸収するため、消化に時間をかけるようになりました。この結果、草食動物の腸は肉食動物に比べて長くなったのです。

各動物の腸の長さ比較

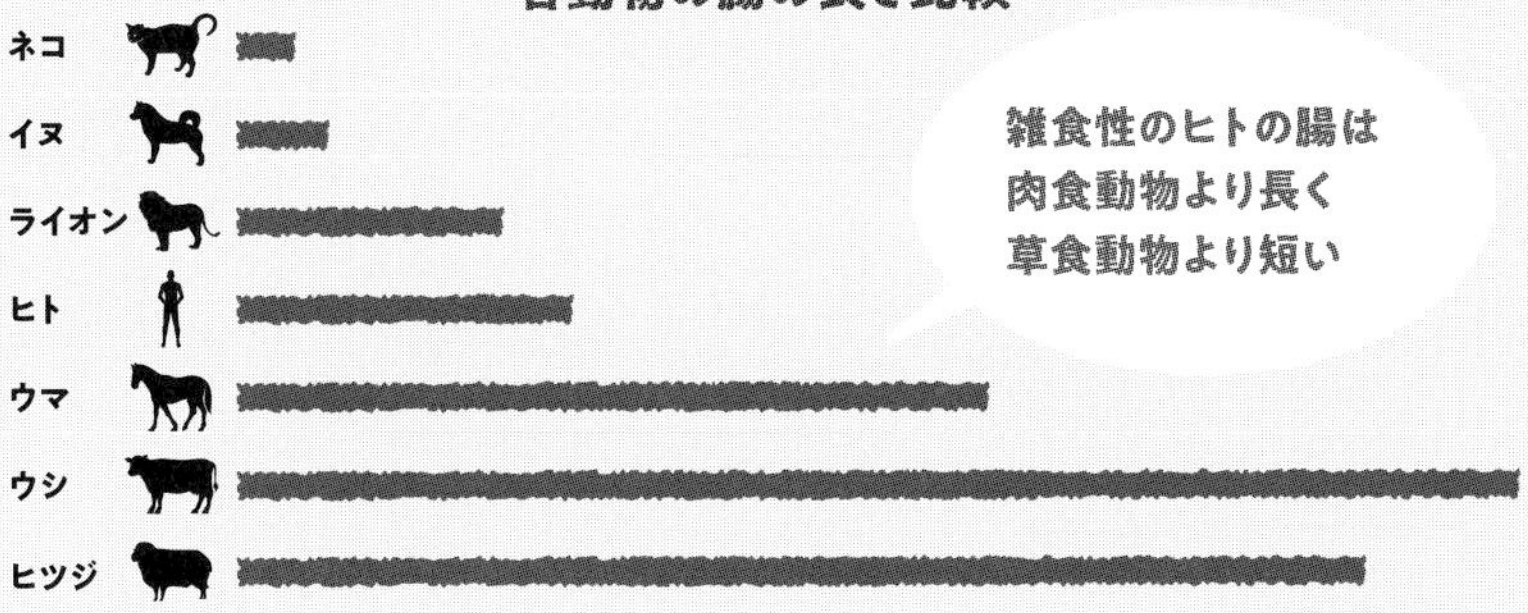
ネコ
イヌ
ライオン
ヒト
ウマ
ウシ
ヒツジ
雑食性のヒトの腸は
肉食動物より長く
草食動物より短い

　なお、もうひとつの説である「日本人は便秘しやすい」の理屈は、腸の長さが関係しています。腸が長いと、その分だけ便が腸内にとどまる時間が長くなり、悪玉菌が増えて便秘になるという考えです。ただし、日本人の腸が長いという説は、先述の通り誤りであるため、この理屈は成り立ちません。

　むしろ、海外の慢性便秘症は約16％とされるのに対し、日本人は大きく下回る3・5％（厚生労働省『国民生活基礎調査』）です。日本の便秘率はもっと高いとする説もありますが、それでも約１０００万人前後。割合にして約８％であり、やはり海外と比較して便秘になりやすいわけではありません。

第3章 13

〝腸内フローラ〟ってどんなもの？

腸と健康の関係が重視されるようになり、耳にする機会が増えた「腸内フローラ」。腸内フローラの理解を深め、理想的な腸内環境を保つようにしましょう。

善玉菌優位な環境で悪玉菌の活動を抑える

人の腸内には100~1000兆個もの細菌が存在しています。菌種も豊富で、かつては100種類以上といわれていましたが、近年では解明が進み、約1000種といわれています。

腸内細菌は同じ菌種ごとに集まっています。その様子は、あたかも植物が群生しているように見えることから「お花畑（フローラ）」にたとえて「腸内フローラ」と呼ばれます。

腸内細菌は3種類

100兆個以上の腸内細菌を花畑に見立てた腸内フローラ

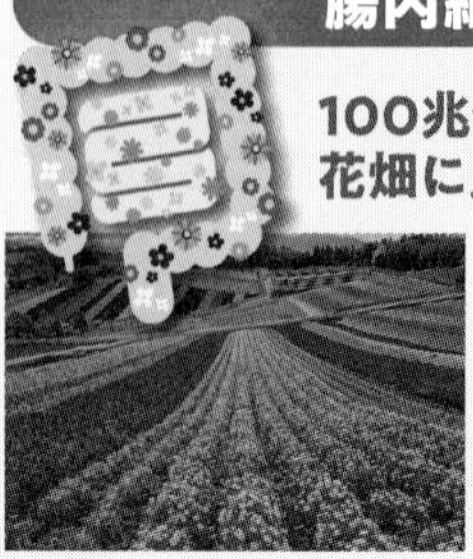

人の腸内細菌は約1000種・100～1000兆個です。細菌が種類ごとに集まる様子を「叢（くさむら）」に見立てて「腸内細菌叢《そう》」と呼ばれるほか、お花畑にたとえて「腸内フローラ」とも呼ばれます。

善玉菌 ▶体に良い働きをする

糖や食物繊維を食べて発酵活動を行い、乳酸や酢酸を作って腸内を弱酸性に保つほか、ビタミンB群などの有用物質も作ります。代表的な菌種はビフィズス菌や乳酸菌です。

悪玉菌 ▶体に悪い働きをする

腸内で腐敗活動を行って有害物質を作り出します。代表的な菌種は大腸菌（有毒株）、ウェルシュ菌、ブドウ球菌などで、多くの悪玉菌がアルカリ性の環境を好みます。

日和見菌 ▶どちらにも属さない

善玉菌にも悪玉菌にも属さない細菌の総称です。善玉菌と悪玉菌、優位な菌側と同じ働きをします。代表的な菌種は大腸菌（無毒株）、連鎖球菌、バクテロイデスなどです。

「善玉菌優位」の腸内フローラが理想

悪玉菌が優位な状況

腸内環境が悪い

日和見菌が悪玉菌に味方

悪玉菌が優位になると、腐敗活動が活発になって腸内に有害物質が増えてしまいます。悪玉菌が増えすぎると、便秘や下痢などの症状を引き起こすこともあります。

善玉菌が優位な状況

腸内環境が良い

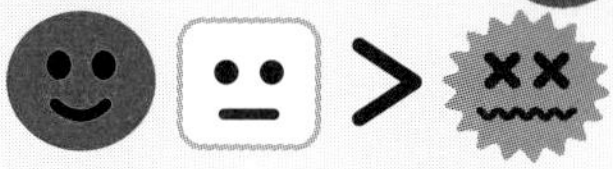

日和見菌が善玉菌に味方

善玉菌が優位になると、発酵活動によって腸内が弱酸性に保たれます。悪玉菌はアルカリ性の環境を好むため、善玉菌優位の環境では悪玉菌の活動を抑えることができます。

腸内フローラを理想的なバランスに整える方法は？

善玉菌を含む食材や善玉菌の餌になる食材を摂取

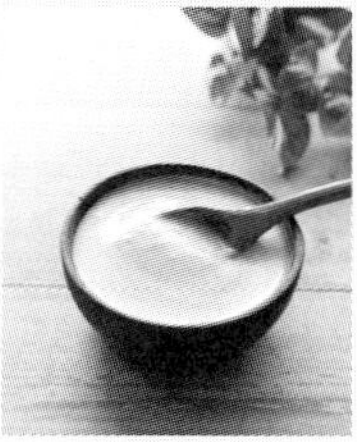

善玉菌はヨーグルトや納豆などの発酵食品に含まれています。これらを摂取するとともに、善玉菌の餌となる食材を摂ると効果的です。餌は食物繊維やオリゴ糖で、野菜や果物などに多く含まれています。

規則正しい生活で自律神経を整える

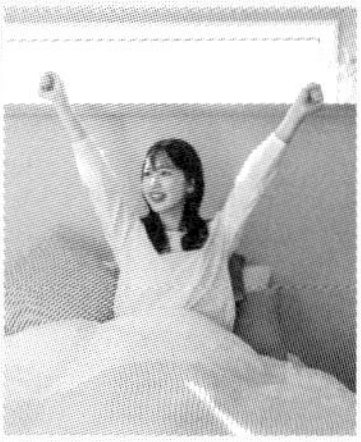

体内リズムを正常に保つ自律神経は、腸の弛緩・収縮にも関わっているため、自律神経が乱れると腸の運動も乱れます。自律神経が乱れる原因は睡眠不足やストレス、疲労などなので、これらに注意。

腸内細菌は善玉菌・悪玉菌・日和見菌の3種類に分けられます。悪玉菌はたんぱく質や脂質が好物で、これらを餌にアンモニアや硫化水素などの有害物質を作ります。有害物質は血液に運ばれてさまざまな病気を引き起こすほか、腸内では大腸がんなどの発がん性物質の産生にも関わっていると考えられています。悪玉菌の活動を抑えるためには、善玉菌優位の環境を整える必要があります。善玉菌は腸内を弱酸性に保ってくれるため、アルカリ性を好む悪玉菌の活動を抑制してくれるのです。

　健康的な食生活や規則正しい生活で善玉菌が優位になるので、これらを意識して腸内フローラのバランスを保ちましょう。

第3章 14

食べても太らない人の秘密

「太りにくい体」には基礎代謝や遺伝など、いくつかの要因があるようです。じつは、腸内細菌にも「太りやすい細菌」と「太りにくい細菌」が存在しています。

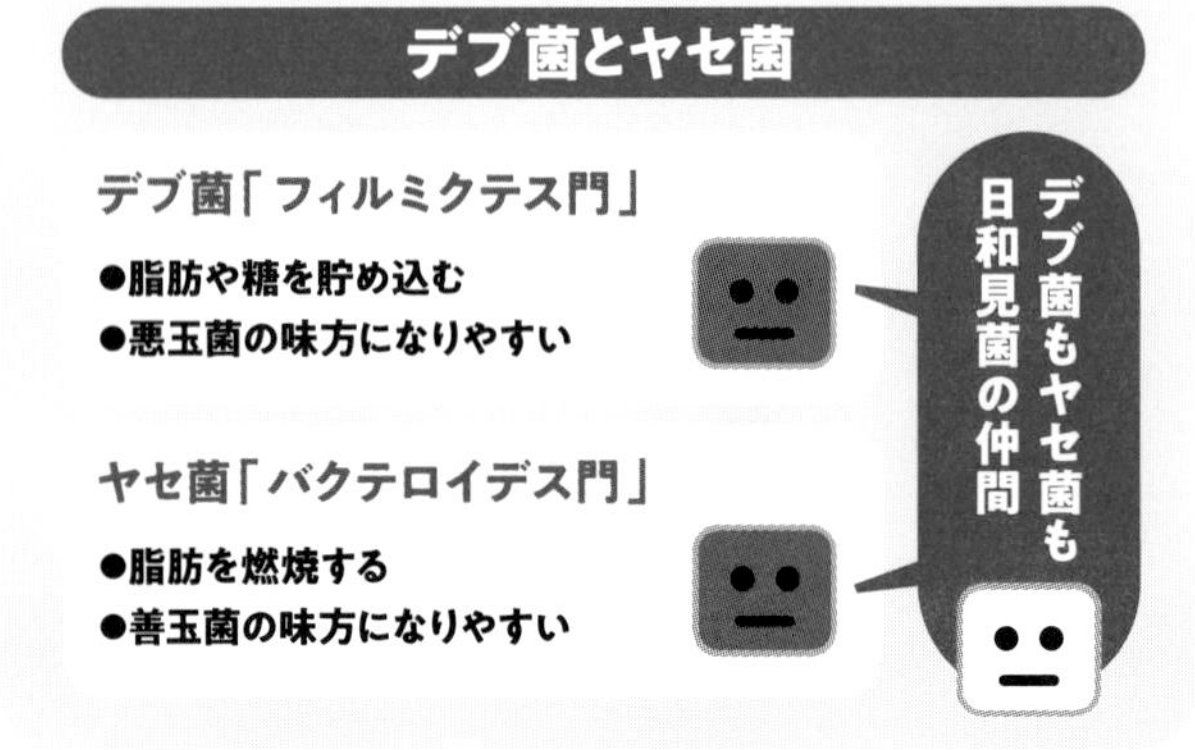

デブ菌とヤセ菌
デブ菌「フィルミクテス門」
●脂肪や糖を貯め込む
●悪玉菌の味方になりやすい
ヤセ菌「バクテロイデス門」
●脂肪を燃焼する
●善玉菌の味方になりやすい
デブ菌もヤセ菌も日和見菌の仲間

高脂肪の食生活はデブ菌が増える！

2006年、ワシントン大学のジェフリー・ゴードン博士が科学雑誌『Nature』に興味深い論文を発表しました。それは「肥満と腸内細菌」に関わる論文です。

ゴードン博士が行った研究は次の通りです。まず無菌状態で育てたマウスを2グループに分け、一方には「肥満マウス」の腸内細菌を、もう一方には「非肥満マウス」の腸内細菌を与えます。そして、どちらも同じ餌と運動量の生活を過ごさせたところ、なんと前者は体脂肪が47%増加したのに対し、後者は27%の増加に留まったのです。

その後、ゴードン博士は研究を続け、腸内細菌から太りやすい性質を持つデブ菌「フィルミクテス門」と、太りにくい性質を持つヤセ菌「バクテロイデス門」の存在を突き止めました。

どちらの細菌も日和見菌に属していますが、その働きは正反対です。フィルミクテス門は脂肪や糖を貯め込む働きがあり、

腸内環境を整えればヤセ菌が増える

痩せている人の腸内　　**太っている人の腸内**

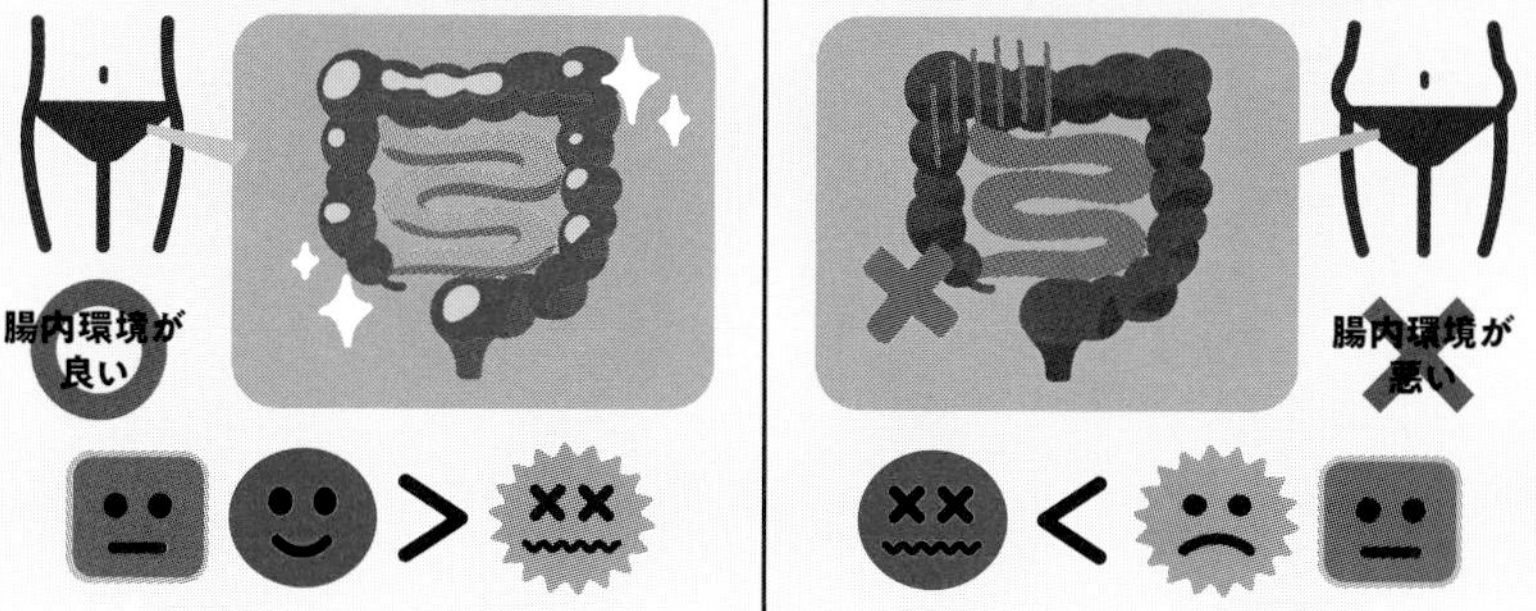

善玉菌優位な環境では
ヤセ菌が善玉菌に味方
太りにくい体質になる

悪玉菌優位な環境では
デブ菌が悪玉菌に味方
太りやすい体質になる

バクテロイデス門が作る「短鎖脂肪酸」

バクテロイデス門は「短鎖脂肪酸」という脂肪酸を作ります。短鎖脂肪酸には「腸内を弱酸性に保って悪玉菌の増殖を抑える」、「大腸のバリア機能を高めて保護する」などの働きがあるほか、近年では「脂肪蓄積の抑制とエネルギー消費量の増加」の働きが確認され、肥満防止の役割が期待されています。

バクテロイデス門は脂肪の吸収を抑えると同時に燃焼する働きがあります。

事実、肥満度の高い人はフィルミクテス門が多く、肥満度の低い人はバクテロイデス門が多いことが明らかになっています。しかも、肥満者が減量すると腸内のフィルミクテス門が減っていき、代わりにバクテロイデス門が増えたというのです。

フィルミクテス門は脂肪を好み、バクテロイデス門は食物繊維を好みます。高脂肪・低食物繊維の食生活が続くと、栄養バランス的に太るだけでなく、デブ菌が増えて太りやすい体になってしまいます。ヤセ菌を増やすため、低脂肪・高食物繊維の食事を心掛けましょう。

第3章 15

乳酸菌はなぜおなかにいいの？

腸に良い細菌として有名な「乳酸菌」。いったい、どのような働きをしてくれるのでしょうか。具体的な役割や特徴を理解しましょう。

乳酸菌は小腸内の免疫機能に働く

善玉菌の代表的存在であるビフィズス菌と乳酸菌。どちらも腸内環境を整える上で大切な細菌ですが、この両者は腸内で存在する部位が異なります。ビフィズス菌は主に大腸に存在していますが、乳酸菌が存在するのは主に小腸です。

小腸は、水分や栄養素を吸収する器官ですが、もうひとつ大きな役割があります。それは、回腸を中心とした免疫機能です。体内に有害物質を取り込んでしまったとき、小腸にある免疫器官が働いて悪影響を防いでいるのです。

一部の乳酸菌には、この免疫器官の機能を高める効果があると考えられています。乳酸菌が免疫細胞に働く際、「この乳酸菌はNK細胞を活性化させる」、「この乳酸菌はキラーT細胞を活性化させる」といった具合に、一部の免疫細胞のみを活性化させることが一般的でした。しかし近年では、免疫の司令塔であるpDCという細胞に直接働き

乳酸菌は小腸で働く

ビフィズス菌		乳酸菌
主に大腸	腸管内の棲息場所	主に小腸
人や動物の腸内	自然界の棲息場所	人や動物の腸内のほか 自然界にも広く分布
乳酸・酢酸	主な代謝産物	乳酸
大腸内を弱酸性（正常） に保つ	主な働き	小腸内を弱酸性（正常） に保つ

乳酸菌の代表的な働き

腸内細菌のバランスを整える

食物繊維やオリゴ糖を餌に乳酸を作り出し、腸内を弱酸性に保つことで悪玉菌の増殖を抑えます。

免疫機能を向上させる

免疫細胞や免疫の司令塔pDCを活性化させることによって免疫機能を向上させる働きがあります。

悪玉コレストロールを輩出する

一部の乳酸菌には悪玉コレステロールに吸着し体外に排出する働きがあり、コレステロール値を改善する働きがあります。

血中の中性脂肪を減らす

一部の乳酸菌には中性脂肪の分解をサポートする働きがあり、高脂血症の予防に期待できます。

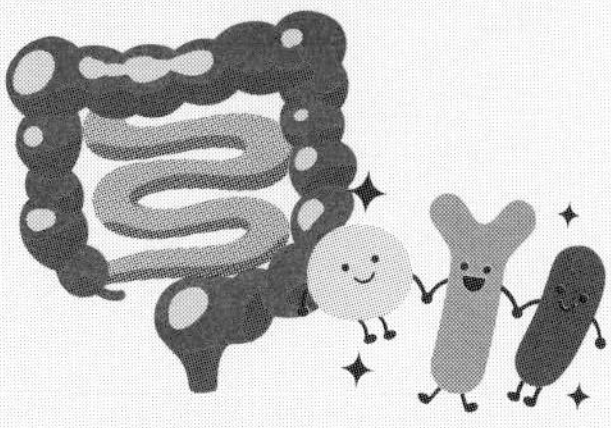

乳酸菌は小腸内の免疫細胞に働きかけ、免疫機能を高めてくれます。免疫反応の一種であるアレルギーに対する効果も確認されていて、その中でも花粉症の症状を緩和する効果が知られています。

乳酸菌を多く含む食品は？

乳製品

ヨーグルト、サワークリーム、ナチュラルチーズなど

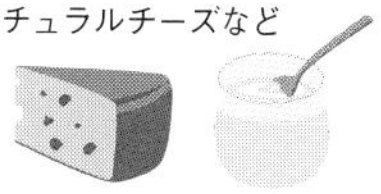

漬け物

ぬか漬け、千枚漬け、キムチ、ザワークラウトなど

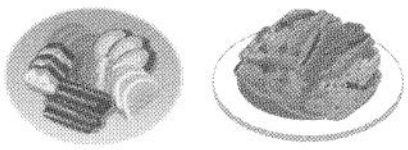

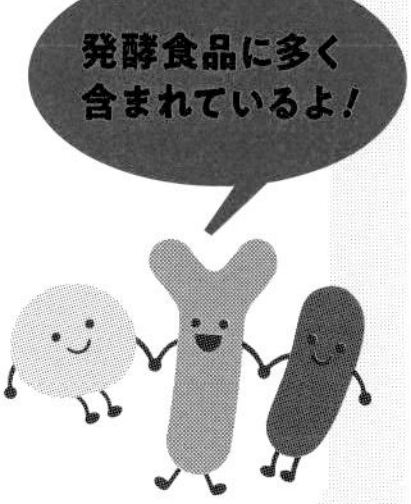

かけ、免疫細胞全体を活性化させる「プラズマ乳酸菌」が発見されるなど、小腸内で免疫機能に関与する乳酸菌の重要性がより高まっています。

乳酸菌を含む食材、また乳酸菌の餌となる食材を摂取し、腸内の乳酸菌を増やしましょう。

ミニコラム

善玉菌の栄養「オリゴ糖」

善玉菌の餌は炭水化物（糖質と食物繊維）とオリゴ糖で、これらは乳酸菌も大好物。ただし、糖質の過剰摂取は血糖値の上昇につながります。一方、オリゴ糖は血糖値が上がりにくいため、善玉菌の餌として摂取する際は、食物繊維のほか、糖質の代わりにオリゴ糖を摂取するといいでしょう。

じつは虫垂には重要な機能があった！

これまで「無用の長物」などと揶揄されてきた虫垂。しかし、近年の研究では免疫機能に関わっている事実が指摘され、注目が集まっています。

盲腸と虫垂

小腸からつながる、大腸の始まりにある器官が盲腸。一方、虫垂は盲腸の右下腹部から出ている小さな器官です。

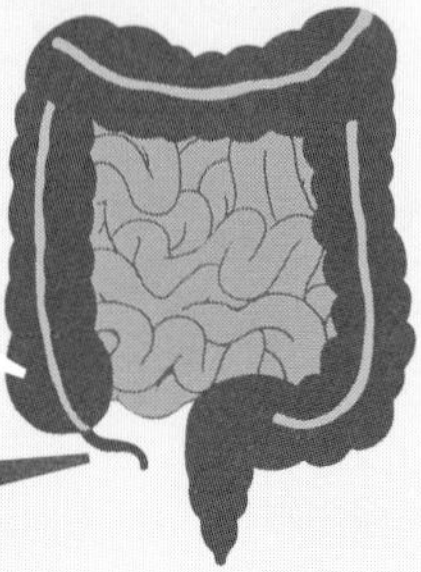
盲腸　大腸の一部。小腸の末端（回腸）から結腸へと繋がる器官
虫垂　盲腸の下部から突起状に出ている細長い器官

虫垂を切除すると腸内フローラが崩れる

上図の通り、盲腸と虫垂は別の器官です。虫垂は炎症を起こしやすく、便の塊やリンパ組織などが虫垂の入口を塞いでしまうと、虫垂内部で細菌が繁殖して虫垂炎を起こしてしまいます。俗に「盲腸」と呼ばれる炎症は、この虫垂炎を指す言葉です。虫垂炎の治療は2通りあり、抗生物質による治療か、手術による虫垂の切除です。虫垂を切除しても、人体に大きな影響が出ないことから、これまで「虫垂に特別な働きはない」と考えられていました。

しかし、近年になって「じつは虫垂が免疫機能に関わっている」という興味深い事実が確認されました。２０１４年、大阪大学大学院・竹田潔教授の研究チームの発表によって「虫垂のリンパ組織が粘膜免疫において重要な免疫グロブリン（Ｉｇ Ａ）を産生している」ことが明らかになったのです。

研究チームは、無菌マウスの虫垂を切除し、腸内の免疫系の

虫垂は腸内環境の維持に重要な器官

大阪大学大学院医学系研究科感染症・免疫学講座 竹田潔教授研究チームの発表（2014年）

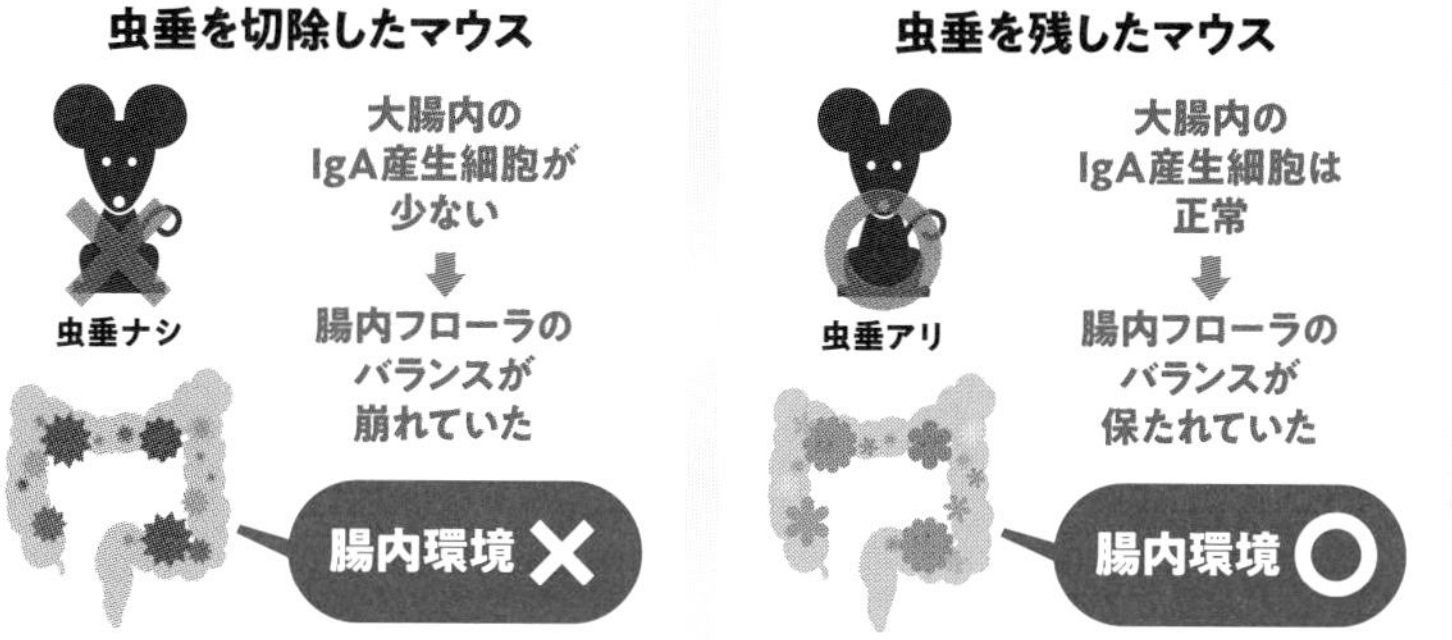
虫垂を切除したマウス
虫垂ナシ
大腸内の
IgA産生細胞が
少ない
腸内フローラの
バランスが
崩れていた
腸内環境 ✕
虫垂を残したマウス
虫垂アリ
大腸内の
IgA産生細胞は
正常
腸内フローラの
バランスが
保たれていた
腸内環境 ○

虫垂の有無が腸内フローラのバランス形成や免疫機能に関わっていることがわかった

IgA（免疫グロブリンA）って何？

Ig（免疫グロブリン）は「抗体」のことで、5種類ある抗体のひとつがIgAです。IgAは消化管、涙腺、口内などの全身の粘膜に存在していて、病原体やウイルスの侵入を防ぐという重要な働きに関わっています。

発達を調べました。すると、虫垂を切除したマウスは、大腸内のIgA産生細胞の増加が著しく遅れていたことがわかりました。IgAは腸内フローラのバランスを保つ上で重要な抗体です。虫垂が残っているマウスと比較した際、虫垂を切除したマウスの腸内フローラはバランスが崩れていることも明らかになりました。最近は抗生物質の投与などによって治療可能な虫垂炎も増えてきており、「炎症があるなら切れば良い」という認識は減りつつあります。

　なお、虫垂炎の明確な予防法は明らかになっていませんが、食物繊維を多く摂取している人は虫垂炎になりにくいというデータがあります。

コラム③

うんちを食べる動物もいる

食糞する動物として代表的なのはウサギです。通常、ウサギは硬便というコロコロした丸いうんちをします。しかし、硬便とは別に「盲腸便」という柔らかいうんちをすることがあり、ウサギはこの盲腸便を食べます。ウサギは内臓が小さく、一度で食べ物を消化できません。盲腸便は、未消化の栄養が詰まった便であり、これを食べることで貴重な栄養素を取り込むのです。なお、モルモットやチンチラ、チンパンジーなど、ほかにも盲腸便を食べる動物がいます。

一方、別の目的でうんちを食べるのがコアラです。コアラの主食であるユーカリはじつは猛毒。コアラが食べても平気なのは、腸内にユーカリを無毒化する細菌を飼っているからです。ただし、生まれたばかりの赤ちゃんにはこの細菌がありません。そこで、母親のうんちを食べることで体内に細菌を取り込むのです。

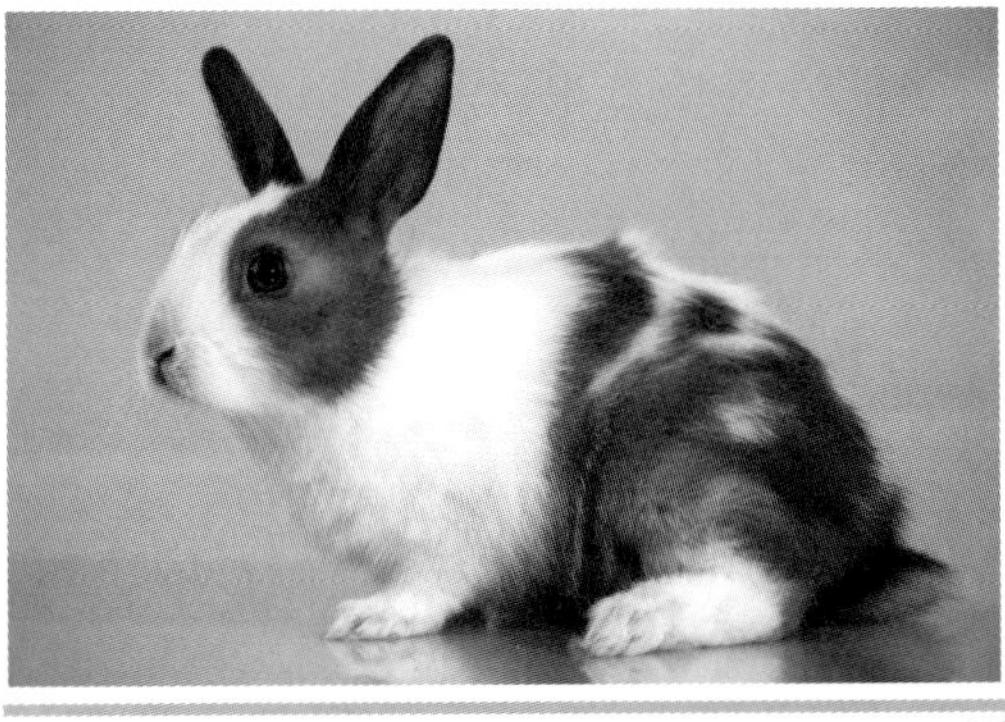

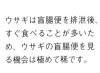

ウサギは盲腸便を排泄後、すぐ食べることが多いため、ウサギの盲腸便を見る機会は極めて稀です。

第4章

これで万全！
おなかと肛門を守る方法

排便時にいきみすぎない

お腹に力を入れて排便を促す「いきみ」。多くの人が排便時に行っていますが、過度ないきみは肛門を傷つけ、痔（44ページ参照）の原因になってしまいます。

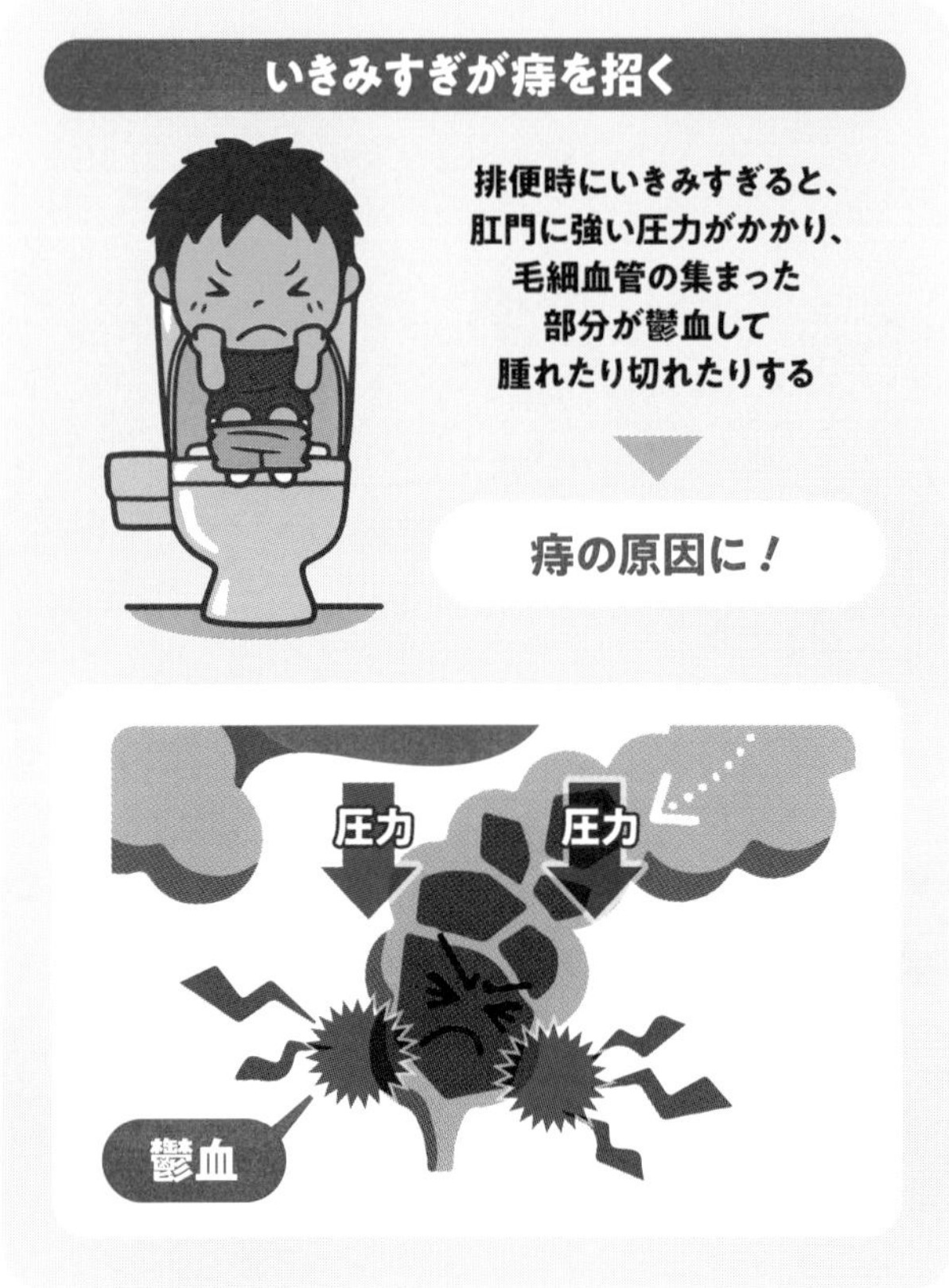
いきみすぎが痔を招く
排便時にいきみすぎると、肛門に強い圧力がかかり、毛細血管の集まった部分が鬱血して腫れたり切れたりする
痔の原因に！
圧力
圧力
鬱血

トイレの時間は3分以内が目安

排便のときに強くいきむと、腹腔内圧が上昇して血液の流れが滞り、肛門のクッション部分である静脈叢が鬱血《うっけつ》します。強いいきみが繰り返されると、鬱血した血管が膨れ、肛門から飛び出して痔核（いぼ痔）になってしまいます。

また、長時間のいきみも鬱血の原因となるため、5分、10分といきみ続けるのは危険です。排便時間は「3分程度」を目安

いきみすぎを防ぐ方法

①便秘や下痢の予防

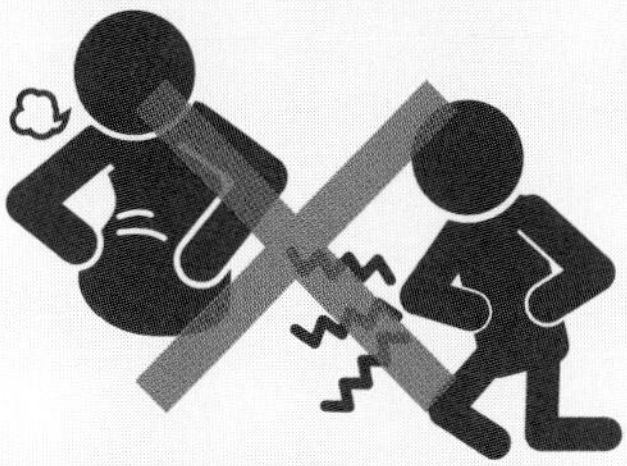

いきみすぎの一番の理由は「便秘や下痢」便秘や下痢にならない生活を心掛ける

②前傾姿勢で排便する

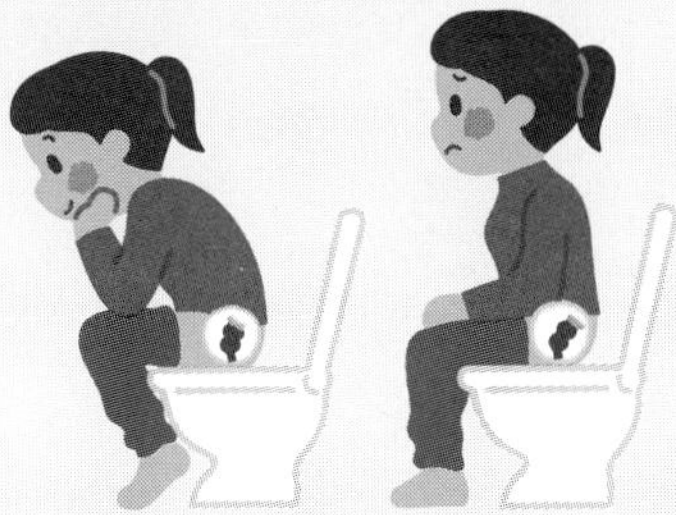

前傾姿勢で排便すると、直腸から肛門へのルートがまっすぐになって排便しやすくなる

いきみすぎは脳卒中や心筋梗塞のリスクも！

排便時のいきみは、健康な人でも血圧が40mmHgほど上昇するといわれています。強くいきめば、その分だけ血圧は急上昇し、脳卒中や心筋梗塞を引き起こす恐れもあります。事実、便秘の人は血管系の死亡リスクが高いので、くれぐれも注意しましょう。

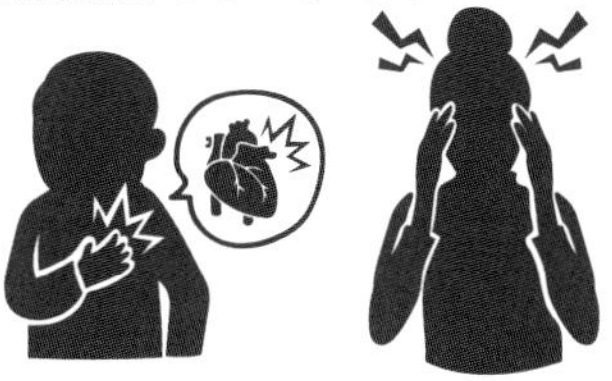

にしましょう。

　強くいきんでしまう原因は便秘です。便秘の場合、なかなか便が出てこないため、いきむ力が強くなったり、時間が長くなったりしがちです。一方、下痢の場合は意識的にいきむことはありませんが、肛門に負担がかかることに変わりありません。裂肛《れっこう》（切れ痔）や痔瘻《じろう》（あな痔）の原因となるため、便秘同様に避けたい症状です。

　いきみを減らすためには、便秘と下痢を予防することです。腸内環境を健康な状態に保つことで便通が良くなり、肛門の負担も軽減されます。

　また、34ページで紹介した排便しやすい条件も、いきみを減らす上で有効です。

辛い物を食べると痔になるって本当？

痔の原因になる食べ物としてよく耳にする「辛いもの」。その噂の真偽をはじめ、痔と食事の関係について解説していきます。

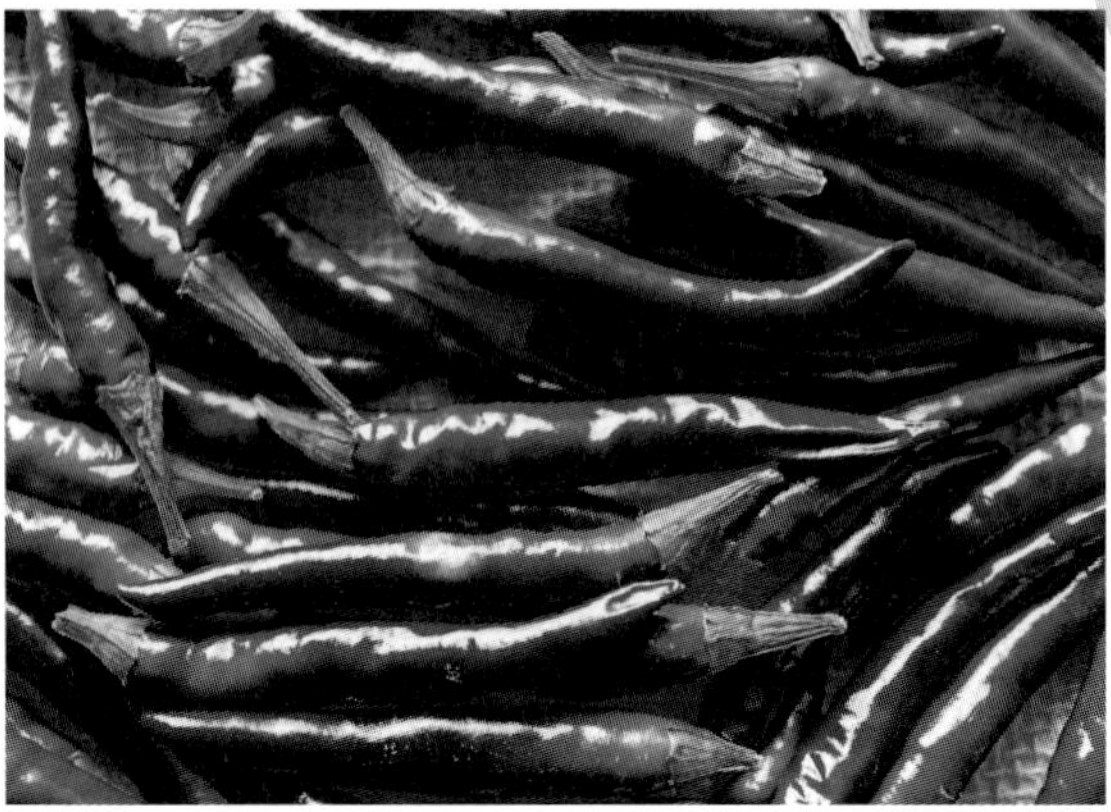

トウガラシなどに含まれるカプサイシンは腸内の粘膜を刺激し、炎症の原因になります。

刺激の強い食べ物は肛門の粘膜を傷つける

「辛いものを食べると痔になる」という噂は本当です。

辛いもの、特にトウガラシなどを食べると唇や口の中がヒリヒリします。これは、辛味成分であるカプサイシンが粘膜を刺激しているからです。

カプサイシンは腸内でほとんど消化・吸収することができません。つまり、そのまま便に含まれて排泄されるのです。直腸や肛門管もデリケートな粘膜なので、排便時にカプサイシンの刺激を受けます。この刺激が強かったり、頻繁に続いたりすると、粘膜が炎症を起こし、痔になるリスクを上げてしまうわけです。

辛いもの以外では、アルコールも粘膜を傷つける刺激物です。どちらも摂取しすぎに注意しましょう。

また、乱れた食生活にも気を付ける必要があります。早食いや暴飲暴食は、腸に負担をかけて便秘や下痢の原因となり、結果として痔になるリスクが上

刺激物は肛門に負担をかける

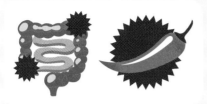

カプサイシンは体内で
ほとんど消化・吸収されずに
肛門まで運ばれる

▼

排便時に肛門の粘膜を刺激！

**過剰摂取すれば鬱血の原因に
なって痔になることも**

痔の予防や改善のため、辛いものやアルコールの過剰摂取に気を付けましょう。また、便秘や下痢を防いで腸内環境を整えることも重要です。乳酸菌、食物繊維、オリゴ糖など、善玉菌が増えやすい食事を意識しましょう。ほかにも、リンゴ、バナナ、ニンジンなど整腸作用がある食材も有効です。

アルコールも胃腸や肛門に負担をかける刺激物

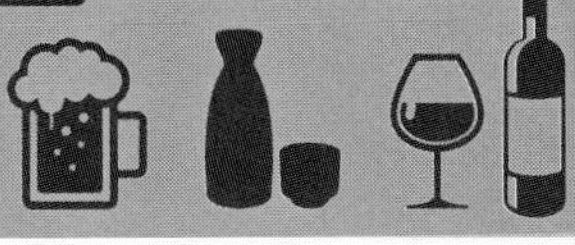

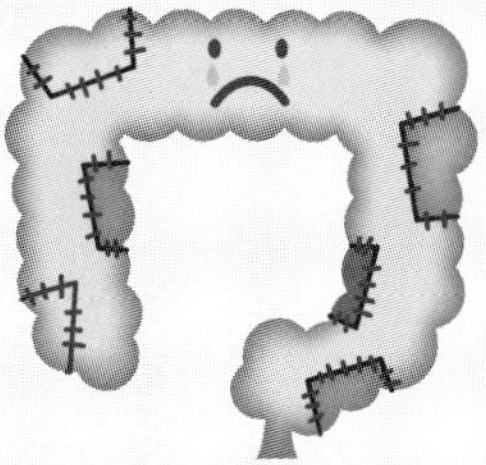

不健康な食生活も胃腸や肛門に負担をかけるから控えてね……

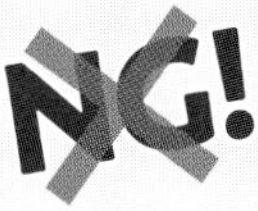

暴飲暴食　**早食い**　**就寝直前の食事**　など

がってしまいます。
ほかにも、過度なダイエットもNGです。食事量が減ると、便のかさが増えず、便意を感じずに便秘になりやすくなります。同様の理由で、食物繊維が不足するなどの偏食も便秘・痔の原因となります。

ミニコラム

適切な水分摂取も大事

食生活の乱れは便秘を引き起こし、便が硬くなります。健康な便には70～80％の水分が含まれているので、適切な水分摂取を行い、便の水分量を理想の状態に保ちましょう。成人は1日約2リットルの水分が必要とされています。一度に飲むのではなく、少しずつ飲む回数を増やすと効果的です。

第4章 03

ずっと座っていると痔になるって本当？

しばしば耳にする「デスクワークは痔になりやすい」という噂。
注意すべきポイントは「長時間同じ姿勢が続くこと」です。

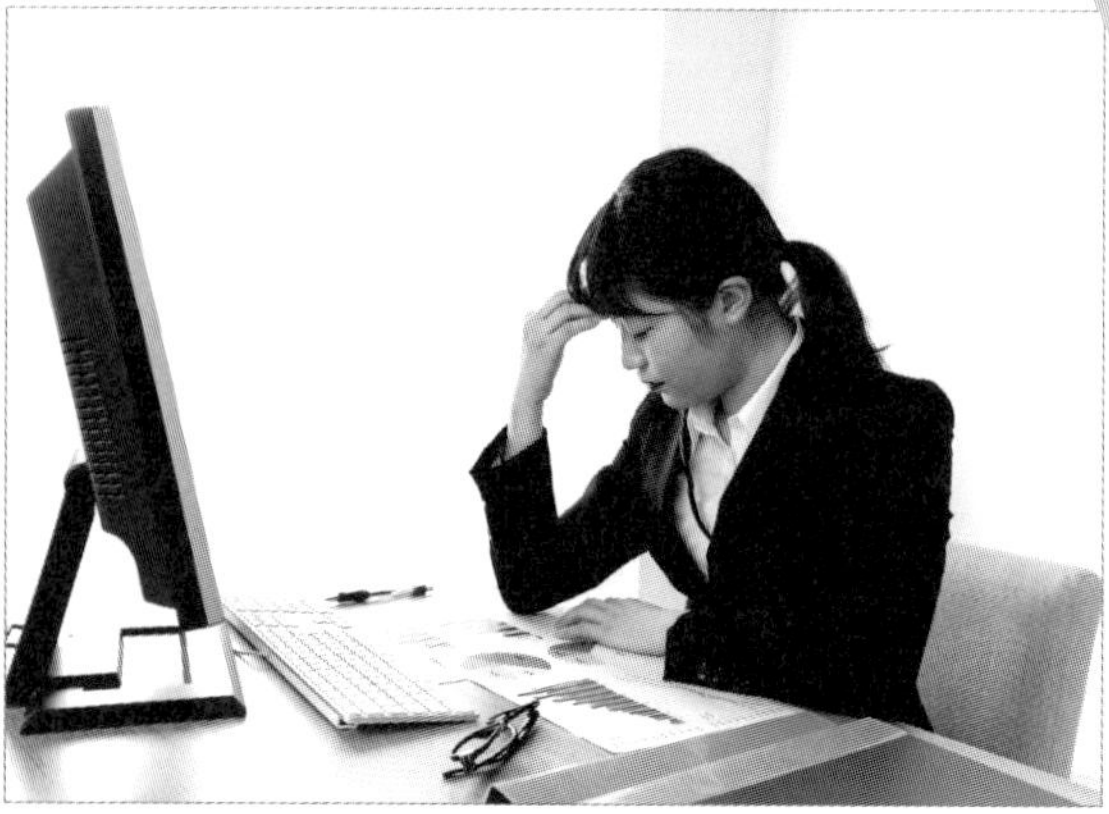

仕事に集中すると、つい時間を忘れて同じ姿勢が続いてしまうことも。

30分に1回は別の姿勢をとろう

102ページでも説明した通り、痔の原因のひとつは肛門の鬱血《うっけつ》です。デスクワークや長距離ドライバーなどの「長時間同じ姿勢が続く仕事」は、血行不良を起こしやすいため、肛門の内側が鬱血して痔になるリスクが高いのです。

一方で、警備員や交通整理などの立ち仕事も要注意。こちらも長時間同じ姿勢が続くため、血行不良に陥りやすいです。

休憩時間に軽い運動をするほか、30分に一度は別の体勢をとるなどして、適度に体を動かすようにしましょう。

コロナ禍や労働の多様化の影響で、在宅ワークが増えた人もいるでしょう。通勤の移動が減った分、自宅で座る時間が増えています。そんな人には、円座クッションがおすすめです。すでに痔を患っている人が使う印象が強いかもしれませんが、おしりの血流を妨げない設計になっているため、鬱血や痔の予防にもなります。

「長時間同じ体勢」に注意

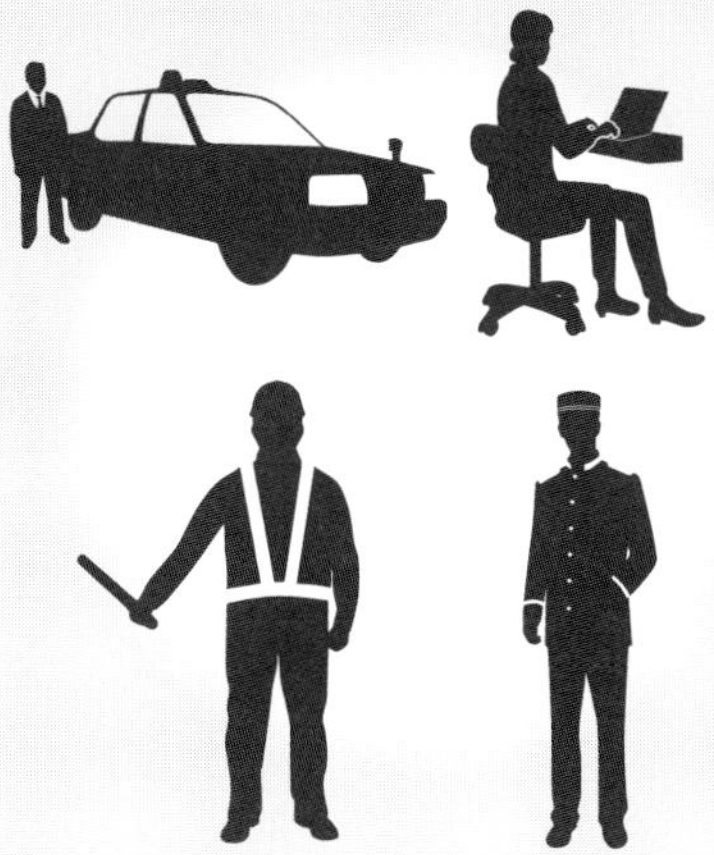

デスクワーク、運転手、警備員、
ホテルマン……etc.

**座りっぱなしも
立ちっぱなしもNG**

**長時間同じ体勢を続けると、
肛門付近が圧迫されて血行不良を
起こして鬱血してしまう**

▼

痔になる可能性も！

血行不良を防ぐ方法

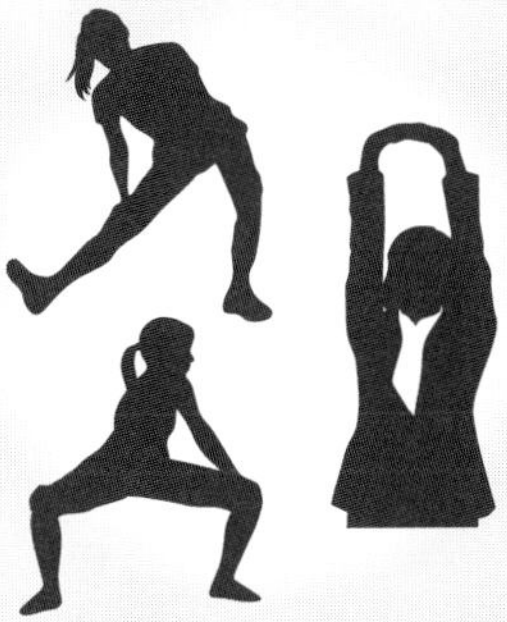

**定期的に休憩をとって
体を動かし、別の体勢をとる**

**座り仕事の場合、
円座クッションや
ゲルクッションも
おすすめ！**

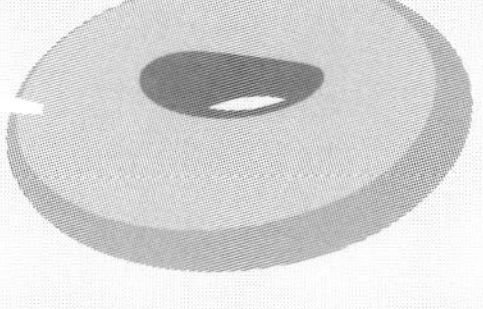

ほかにもある！　肛門に負担がかかる行為

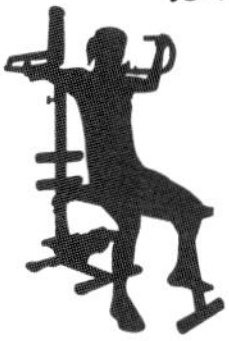

ウエイトトレーニング

金管楽器の演奏

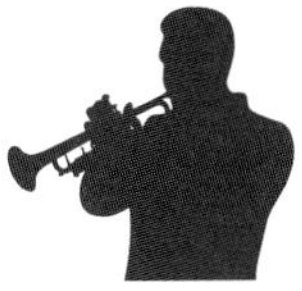

座り仕事や立ち仕事は血行不良によって肛門に負担をかけますが、腹部に圧力のかかる運動も気を付ける必要があります。ウエイトトレーニング、自転車、乗馬などが挙げられるほか、トランペットなど金管楽器の演奏もおなかに圧力がかかります。

おしりは清潔に！ ただし温水洗浄便座の使いすぎに注意

排便後のおしりを清潔に保つ衛生機器「温水洗浄便座」。現代の日本人には馴染み深いものですが、使いすぎると思わぬトラブルを招く恐れも……。

正しい使用法で肛門のバリア機能を保持

内閣府『消費動向調査』によれば、２０２１年の温水洗浄便座の普及率は８０・３％でした。愛用者も多く、「温水洗浄便座のないトイレは使用したくない」という人も少なくないかもしれません。

肛門周辺は非常にデリケートな部位です。排便後、便が拭き取れずに残ってしまうと、炎症の原因や痔の悪化を招く恐れがあります。おしりを清潔に保つ

おしりを拭くときのポイント

●排便後、おしりの筋肉を締める

排便時、粘膜が外に出てしまうことがあります。おしりの筋肉を締めて粘膜を体内に戻しましょう。

●拭くときはこすらない

ゴシゴシこすると、肛門に便をすり込んでしまいます。紙を押し当てるように、優しく拭き取りましょう。

温水洗浄便座やシャワーもおすすめ

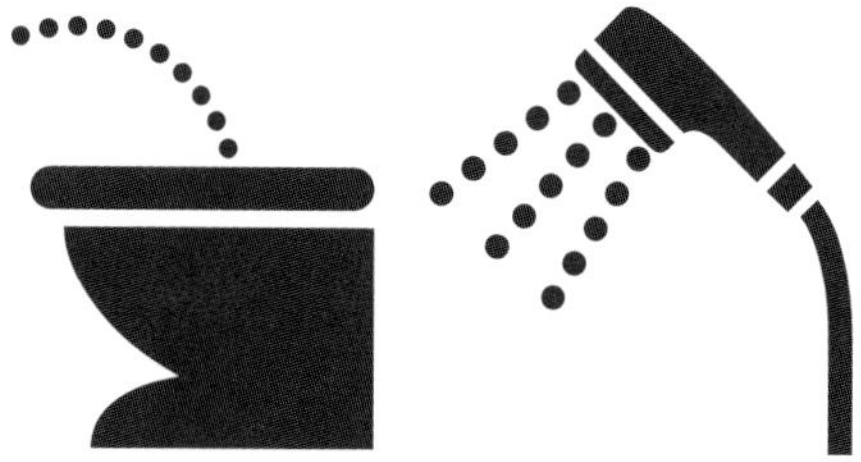

肛門を清潔に保つため、排便後に温水洗浄便座を使ったり、入浴時にシャワーで洗うのも有効です。拭くとき同様、弱めの水圧で優しく洗うようにしましょう。

温水洗浄便座症候群に要注意

温水洗浄便座を過度に使用すると……

肛門周辺の皮膚膜が剥がれてしまい、バリア機能が低下してしまう！

かゆみ、炎症、感染症などを引き起こす恐れも！

こんな人は要注意！

- 水勢を「強」で使用している
- 肛門を洗浄する時間が長い
- 水温を高くして洗浄している
- 洗浄の刺激で排便を促す

皮膚膜が剥がれてしまうと、肛門周囲の皮膚の病気を引き起こしやすくなります。また、女性の場合はビデの過剰使用にも気を付けましょう。肛門同様、外陰部のかゆみや皮膚炎の原因となり、カンジダ症や膣炎などの感染症のリスクも上がります。

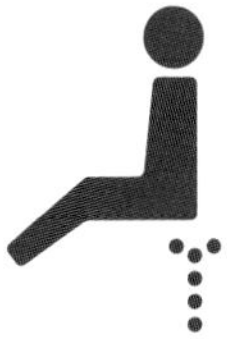

温水洗浄便座を使うときの注意点

- **水勢を強くしない！**
- **洗浄時間は10秒以内を目安に！**

上で、温水洗浄便座の利用は有効な手段といえるでしょう。

しかし、過度な使用は厳禁です。肛門周辺の皮膚は「皮膚膜」という天然の油分に覆われています。温水洗浄便座を使いすぎると、この皮膚膜が失われてしまい、肛門を守るバリア機能が損なわれてしまうのです。結果、悪い菌が増殖しやすくなり、かゆみや炎症を引き起こします。

こうした症状は「温水洗浄便座症候群」と呼ばれ、21世紀に入って増え続けています。一部では、便秘気味の人が「排便を促すための刺激目的で使用する」こともあるようですが、これももちろんNG。正しい使用法を守り、おしりに負担をかけないように心掛けましょう。

第4章 05

不規則な生活が便秘につながる

人が生きていく上で欠かせない生命活動は自律神経が支配しています。不規則な生活は自律神経を乱し、腸には便秘という形で悪影響を与えます。

生活の乱れは腸の乱れ

不規則な生活習慣

▼

自律神経が乱れる

▼

副交感神経が過剰に働き、
結腸が痙攣・収縮を起こして便が腸内に滞留
痙攣性便秘

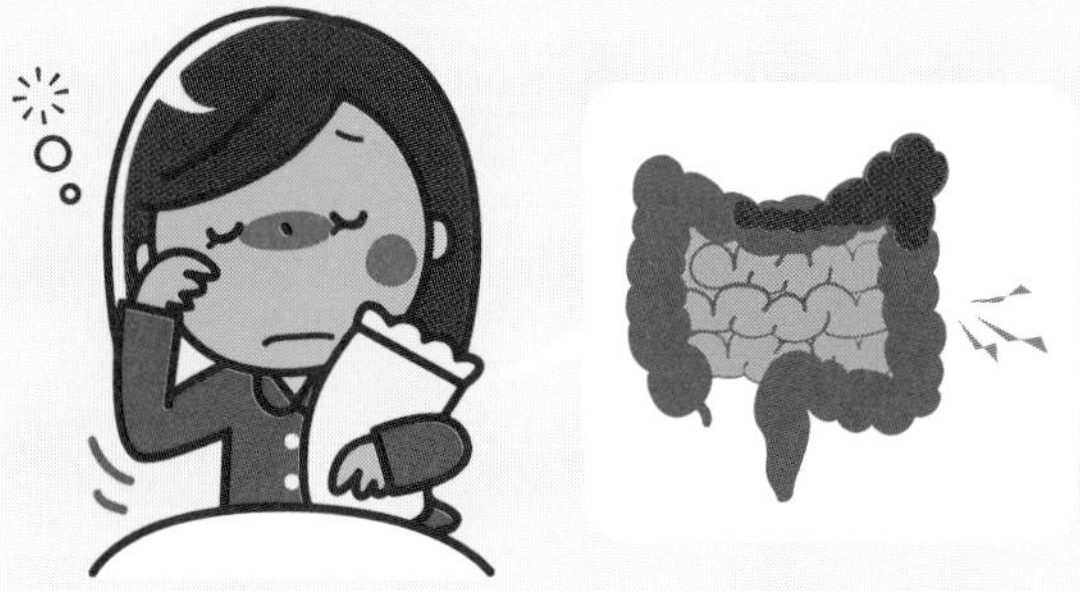

規則正しい生活で自律神経を整える

不規則な生活は万病のもと。生活リズムが乱れると「自律神経」が乱れ、自律神経が乱れると、さまざまな不調を引き起こすようになります。

そもそも自律神経は、臓器の活動や血管の収縮管理など、無意識の生命活動を司る重要な神経系です。もちろん、腸の活動も無意識であり、自律神経が深く関わっています。

自律神経が乱れて腸の活動が

自律神経を整える方法

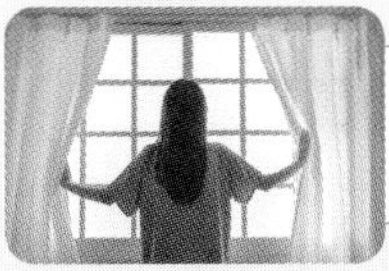

早寝早起き

良質な睡眠を7時間前後とることで自律神経が整います。また、朝日を浴びるとセロトニンの分泌が促されます。セロトニンの分泌は睡眠に必要なメラトニンの分泌にも関わり、生活リズムが生まれます。

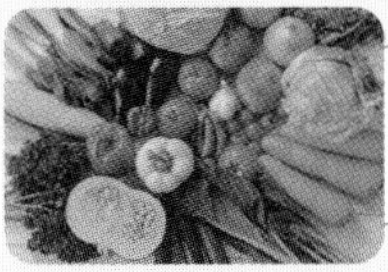

栄養バランスの良い食事

食事のバランスは、栄養だけでなく食事時間も重要です。朝昼夕の1日3食が腸にも自律神経にも良い刺激を与えます。なお、睡眠の質を上げるため、夕食は就寝の3時間前には終えるようにしましょう。

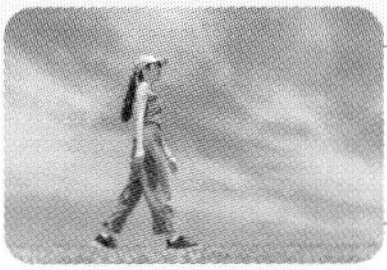

適度な運動

運動不足も自律神経が乱れる原因となるので、運動習慣も大切です。特に朝に適度な運動を行うと、副交感神経から交感神経への切り替えがスムーズになります。散歩やストレッチなど朝の運動習慣を。

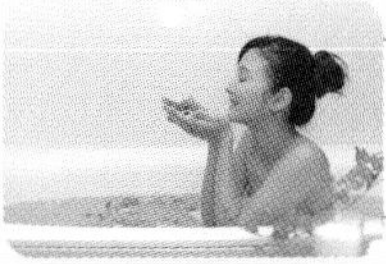

入浴

少しぬるめのお湯（39 ～ 40℃）に15分浸かると、副交感神経の働きが高まり、睡眠の質も高まります。温度が高すぎると、交感神経が優位に働くようになり、スムーズな入眠ができなくなります。

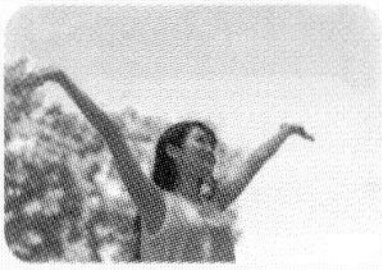

ストレスを溜めない

ストレスを受けると、コルチゾールやアドレナリンなどのホルモンが分泌されます。過剰な分泌が続くと、交感神経ばかりが刺激されて副交感神経の働きが抑制されてしまいます。

悪くなると、副交感神経が過剰に働きます。本来、副交感神経は腸を収縮させて排便を促す働きがあります。しかし、過剰に働くことで痙攣が起こり、便通が悪くなってしまいます。これが、76ページで紹介した痙攣性便秘の原因なのです。

痙攣性便秘を防ぐ方法は、自律神経を整えること。つまり、規則正しい生活習慣を心掛けることが便秘改善につながるわけです。自律神経が正常に働くと、排便にも一定のリズムが生まれます。起床して朝食後に便意を感じるのが理想的なコンディションです。

上図で自律神経を整える代表的な方法を紹介しているので、ぜひ実践してみてください。

第4章 06

うんちを我慢するのは良くないって本当？

便意を我慢しすぎると、直腸のセンサーが鈍くなって便意を感じなくなってしまいます。腸内環境も悪化し、別の病気を引き起こす可能性も……。

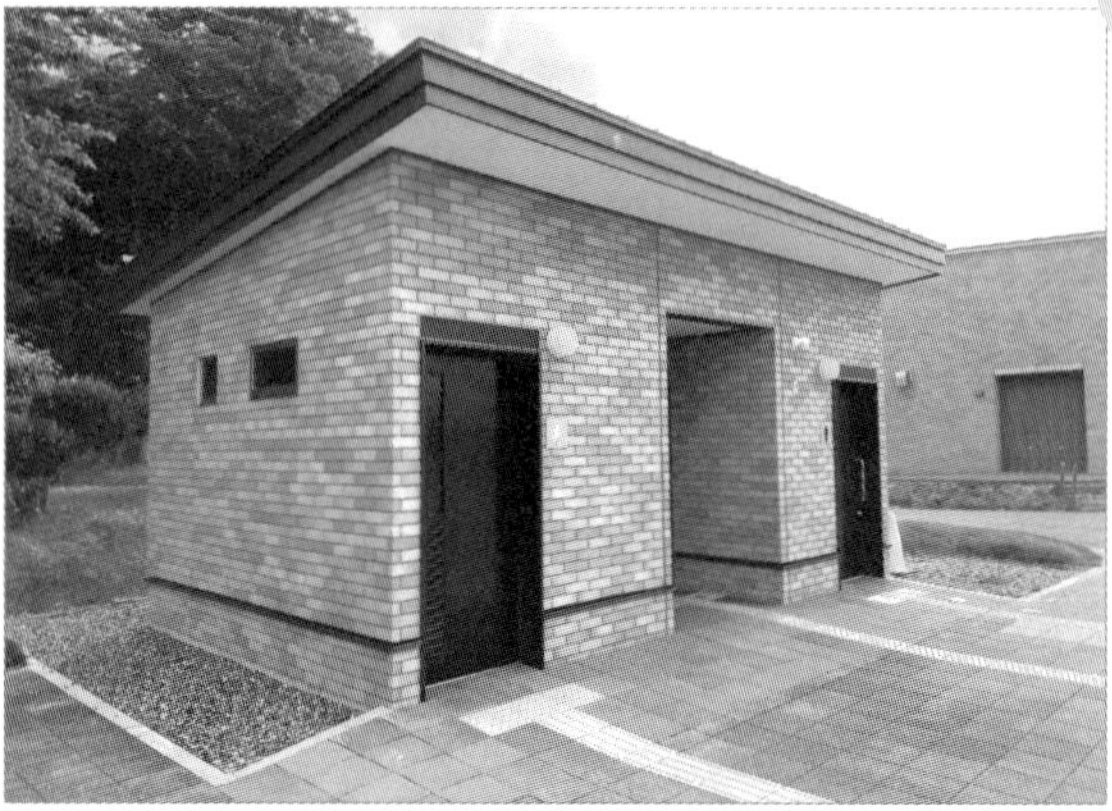

屋外で便意を感じても「公衆トイレは汚いから使いたくない」という人も。

我慢のしすぎが重度の便秘を招く

20ページでも解説した通り、便意は結腸反射や排便反射によって起こります。

ただし、便意を感じたからといって、いつでもすぐにトイレに行けるとは限りません。電車での移動中、重要な会議など、しばしば我慢を余儀なくされる場面も訪れます。

便意を我慢できる仕組みは、22ページでも解説した外肛門括約筋のおかげです。しかし、頻繁に便意を我慢するのは危険です。というのも、我慢しすぎると「便意を感じない体質」になってしまうからです。

日常的に便意を我慢すると、直腸に便が溜まった状態が続きます。直腸には便意を感じるセンサーの圧受容体があり、便が溜まった状態は、このセンサーのスイッチが入りっぱなしの状態です。この状態が長く続くと、次第に直腸が刺激に慣れてしまい、センサーの感度が鈍くなります。結果、脳も排便の命令を出さなくなり、便意を感じなく

便意を我慢することの悪影響

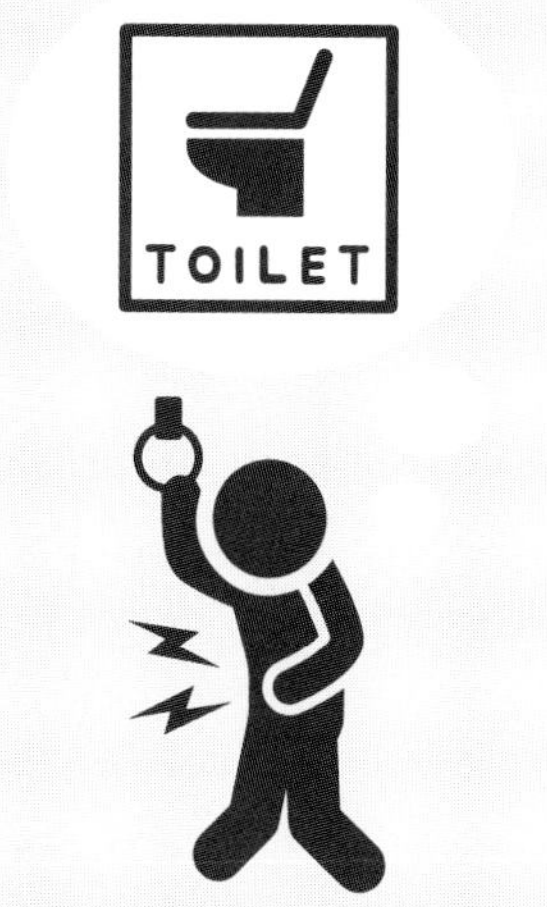
TOILET

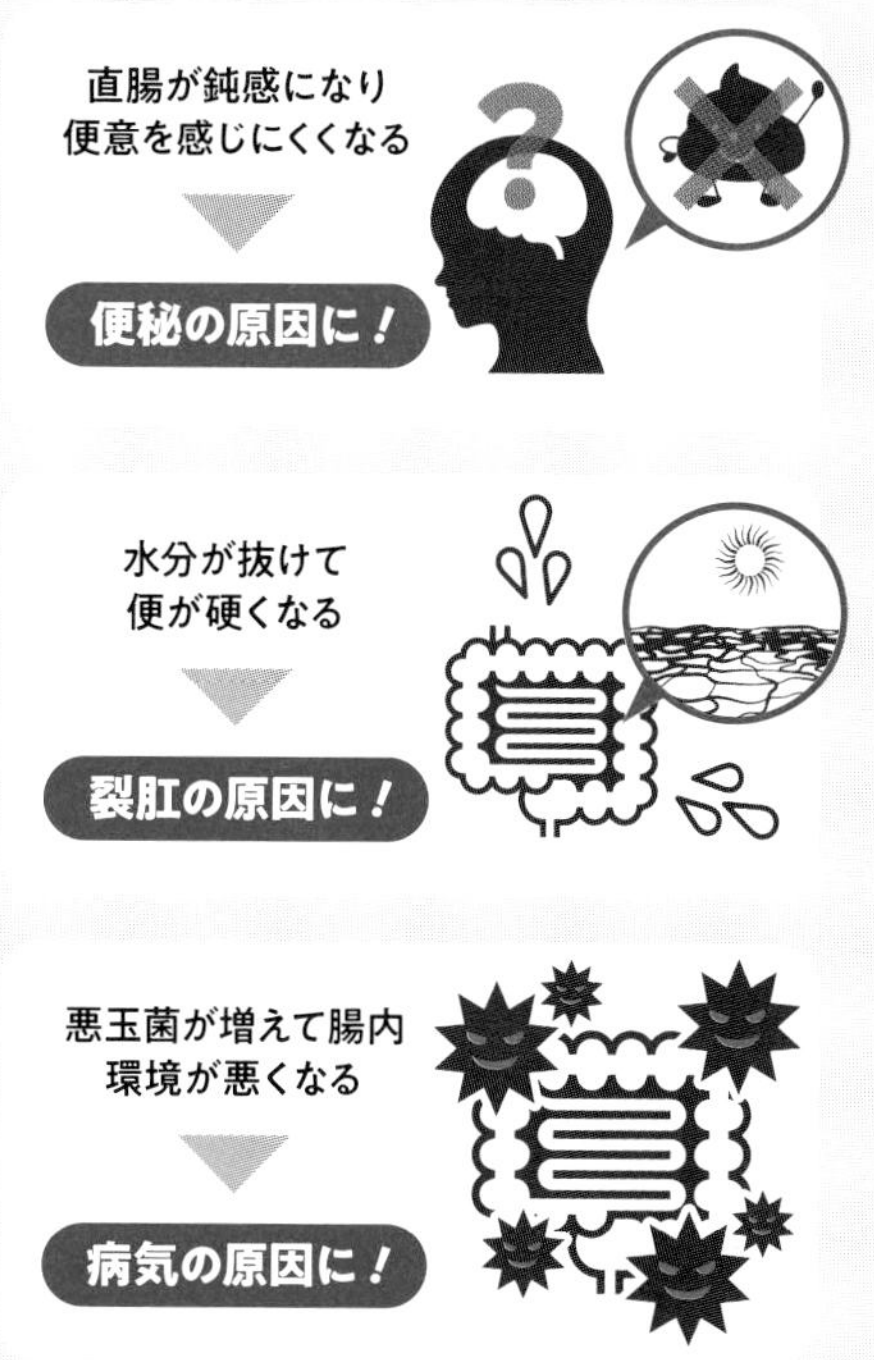
直腸が鈍感になり
便意を感じにくくなる
便秘の原因に！
水分が抜けて
便が硬くなる
裂肛の原因に！
悪玉菌が増えて腸内
環境が悪くなる
病気の原因に！

直腸に便が溜まり続けると、水分が抜けてしまい、排便しづらい硬い便になってしまいます。無理して排便すると、肛門が切れて裂肛《れっこう》（切れ痔）になる可能性もあるなど、我慢のしすぎにはさまざまなリスクが潜んでいます。

なってしまうのです。
　便意を感じないものの、直腸には便が溜まっている……この症状は直腸性便秘（76ページ参照）というとても深刻な便秘です。悪玉菌が増えて腸内環境が乱れるため、別の病気を引き起こすことあります。

ミニコラム

排便リズムを整えよう

110ページでも述べた通り、自律神経を整えると排便のリズムが一定になります。健康な腸内環境では、朝の起床後、食事が胃腸に届いた刺激によって便意が訪れます。毎日の排便リズムがわかれば、便意を我慢する機会も減るはず。腸を健康に保てるように意識しましょう。

食物繊維は腸の味方！

腸に良い栄養素として知られる食物繊維。しかし、日本人は食物繊維が不足気味とのこと。あらためて食物繊維の働きを理解し、日々の食事に取り入れましょう。

理想の摂取バランスは不溶性2：水溶性1

食物繊維は、水に溶けやすい「水溶性」と水に溶けない「不溶性」の２種類があります。どちらも善玉菌の餌となり、腸内フローラのバランス保持を助けますが、それ以外にも異なる役割を担っています。

水溶性食物繊維は、水に溶けると粘性が高まります。胃から小腸への搬出がゆっくりになるため、摂取した糖質の吸収もおだやかになり、食後血糖値の急

食物繊維は2種類

水溶性食物繊維

特徴…水に溶けやすい

働き…善玉菌の餌になって増殖を助ける
食後血糖値の上昇を緩やかにする
血中コレステロール値を下げる

多く含む食品…海藻、果物、穀類、野菜など

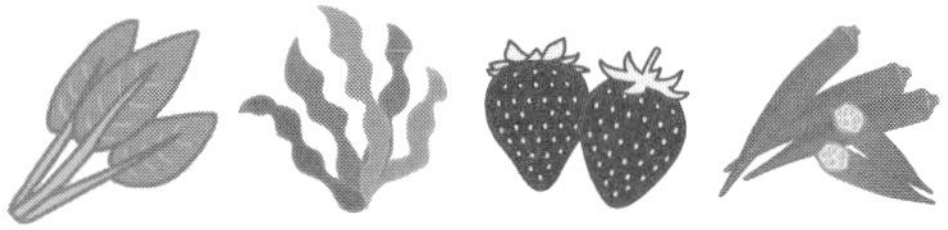

不溶性食物繊維

特徴…水に溶けない

働き…水分を含んで膨張し便のかさを増やす
腸の働きを活発にして便通を促進する

多く含む食品…キノコ類、豆類、穀類、野菜、海藻など

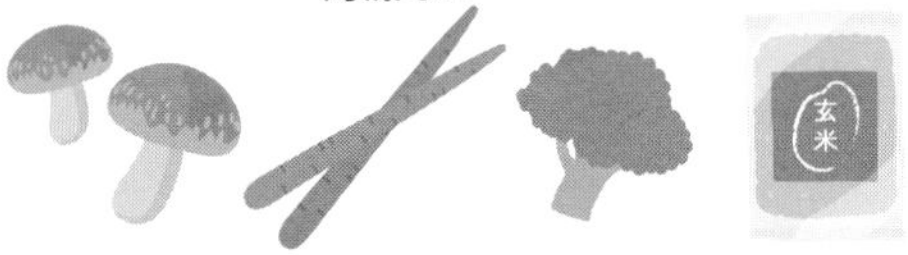

20～60歳は食物繊維が不足気味

食物繊維の摂取目標量（g/日）

年齢等	男性	女性
3～5歳	8以上	8以上
6～7歳	10以上	10以上
8～9歳	11以上	11以上
10～11歳	13以上	13以上
12～14歳	17以上	17以上
15～17歳	19以上	18以上
18～29歳	21以上	18以上
30～49歳	21以上	18以上
50～64歳	21以上	18以上
65歳以上	20以上	17以上
妊婦	――	18以上
授乳婦	――	18以上

※厚生労働省「日本人の食事摂取基準」（2020年版）

食物繊維の摂取量平均値

年齢	男性	女性
1～6歳	11.5	10.6
7～14歳	18.1	16.6
15～19歳	20	17
20～29歳	17.5	14.6
30～39歳	18.3	15.9
40～49歳	18.3	16
50～59歳	19.4	16.8
60～69歳	20.6	19.8
70～79歳	21.9	20.5
80歳以上	20.3	18
妊婦	――	15.3
授乳婦	――	16.1

※厚生労働省「令和元年国民健康・栄養調査報告」

日本人の成人（特に20～60歳）は男女ともに
食物繊維が不足気味！
多めに摂取するように心掛けよう

上昇を抑制します。小腸では悪玉コレステロールを抱え込み、体外への排出をサポート。これにより、血中のコレステロール値を低下させます。なお、不溶性に比べ、善玉菌の餌になりやすいという特徴もあります。

不溶性食物繊維は、水分を吸収して膨らむ性質があります。腸内で膨張し、腸を刺激することによって蠕動《ぜんどう》運動を促進。排便を促すとともに腸内の有害物質を体外に排出してくれます。

摂取バランスは「不溶性2：水溶性1」が理想と言われますが、現代の日本人の摂取割合は「3：1」程度になっているとのこと。あと少しだけ、水溶性食物繊維を多く摂取するよう意識してみましょう。

第4章 08

お酒とタバコで大腸がんのリスク3倍

「百害あって一利なし」の代表的存在ともいえるお酒とタバコ。どちらも嗜む人は、大腸がんの発生率が3倍になるという調査結果が出ています。

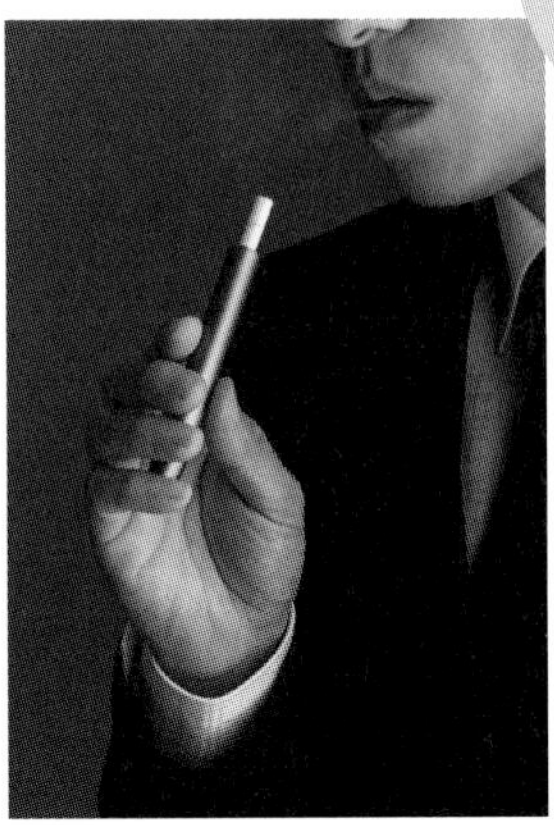

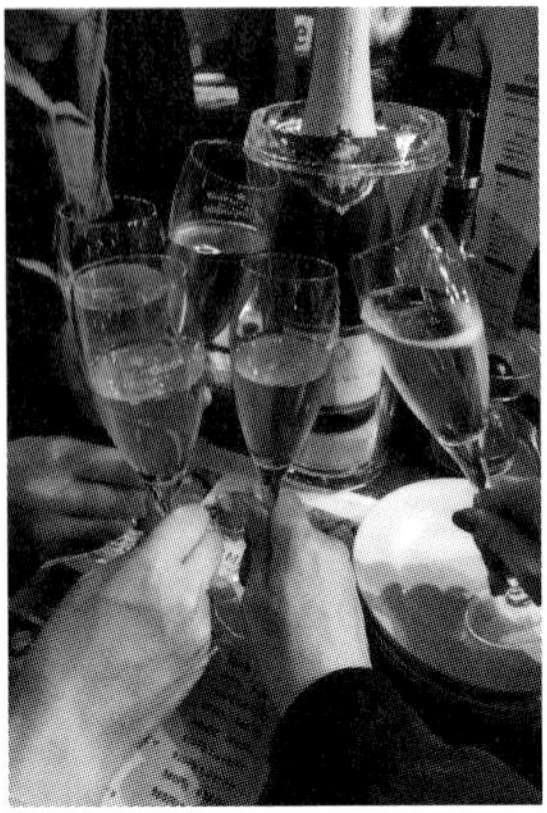

近年は飲酒も喫煙もしない若者が急増。将来はがんの発生率が低下するかもしれません。

飲酒による活性酸素とタバコの煙でリスク増

国立がん研究センターの『飲酒、喫煙と大腸がん罹患リスク』によれば、飲酒と喫煙の習慣を持つ人は、持たない人に比べて大腸がんが発生するリスクが増えるとのことです。

特に顕著だったのは男性です。左の表の通り、1日2合以上の飲酒習慣を持つ喫煙者は、飲酒も喫煙もしない男性に比べて罹患リスクが3倍であることがわかりました。同調査では女性の飲酒習慣が少なく、明確な罹患リスクは確認できませんでした。しかし、大量に飲酒すれば男性と同じくリスクは上がると考えられます。

また、喫煙のみの罹患リスクは、男女ともに非喫煙者の1・5倍で、性差なくリスクが上がることが示されています。

飲酒でがんの発生率が高まる理由は活性酸素です。酒に含まれるエタノールは、体内で分解されてアセトアルデヒドになります。この分解の際に活性酸素が出て、細胞内のＤＮＡを傷つ

喫煙量と飲酒量が増えるほどリスク増

喫煙・飲酒と大腸がん罹患リスク（男性）

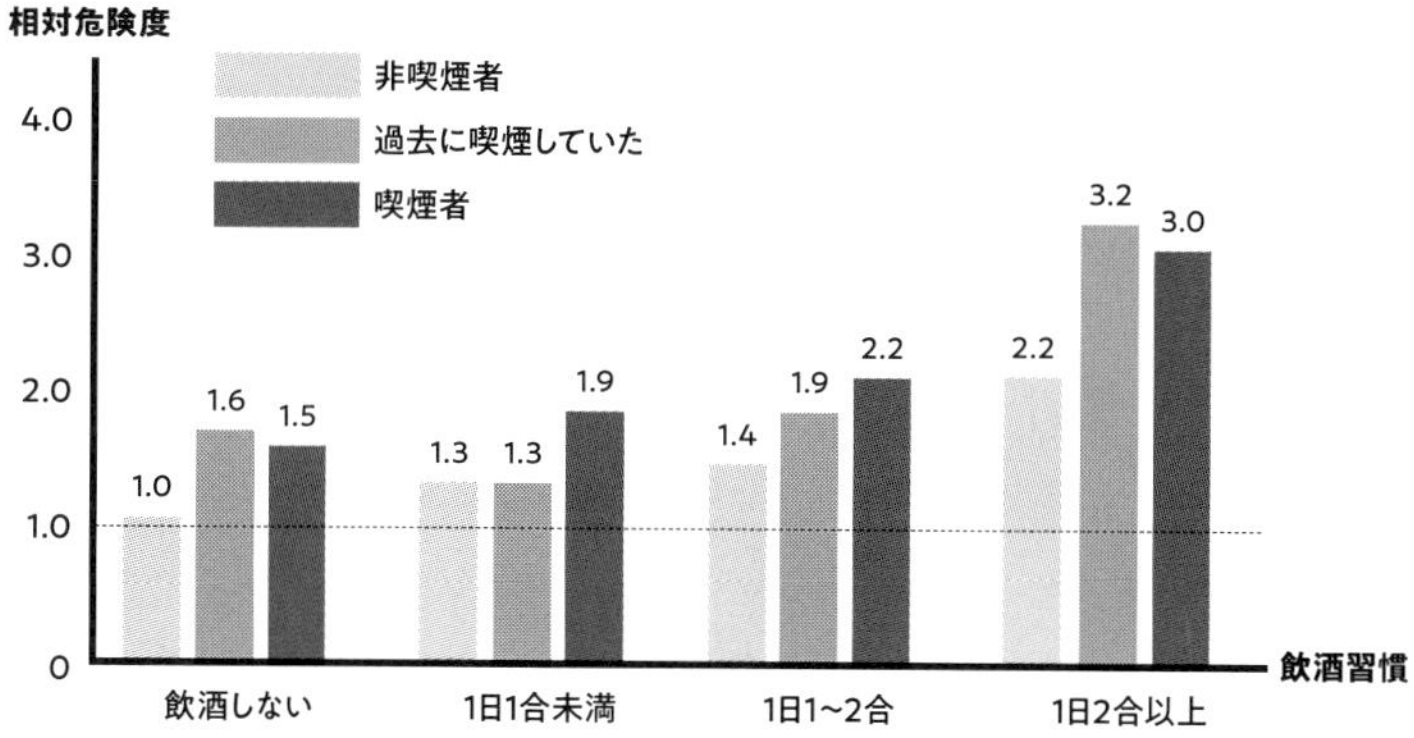

※国立がん研究センター「飲酒、喫煙と大腸がんリスク（詳細版）」より作成
※飲酒習慣の合数は日本酒。罹患リスクは「非喫煙者・飲酒しない」を基準（1.0）とする。

大腸がんのリスクを下げるためには何をすればいい？

- **飲酒と喫煙を控える**
- **炎症性腸疾患を予防する**
- **大腸内視鏡検査を定期的に受ける**

けることでがんになると考えられています。一方、タバコの煙には多くの発がん性物質が含まれています。煙が直接触れるのどや気管だけでなく、大腸の粘膜からも発がん性物質が検出されることから、いかに人体にとって有害かが窺えます。

　大腸がんのリスクを下げる方法として、禁煙や節酒が挙げられますが、最も有効なのは「大腸内視鏡検査」です。

　アメリカの医学誌で発表された研究結果では、大腸内視鏡検査によって大腸がんの死亡リスクがなんと7割も低下するというから驚きです。早期発見・早期治療のため、40歳以降は5年に1回、大腸内視鏡検査を受けるようにしましょう。

第4章 09

運動習慣が腸の健康を守る！

運動不足になると腸の活動が低下して腸内環境が悪くなってしまいます。適度な運動を取り入れ、健康な腸を維持しましょう。

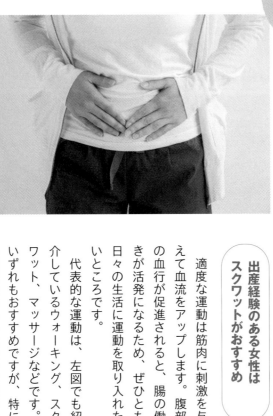

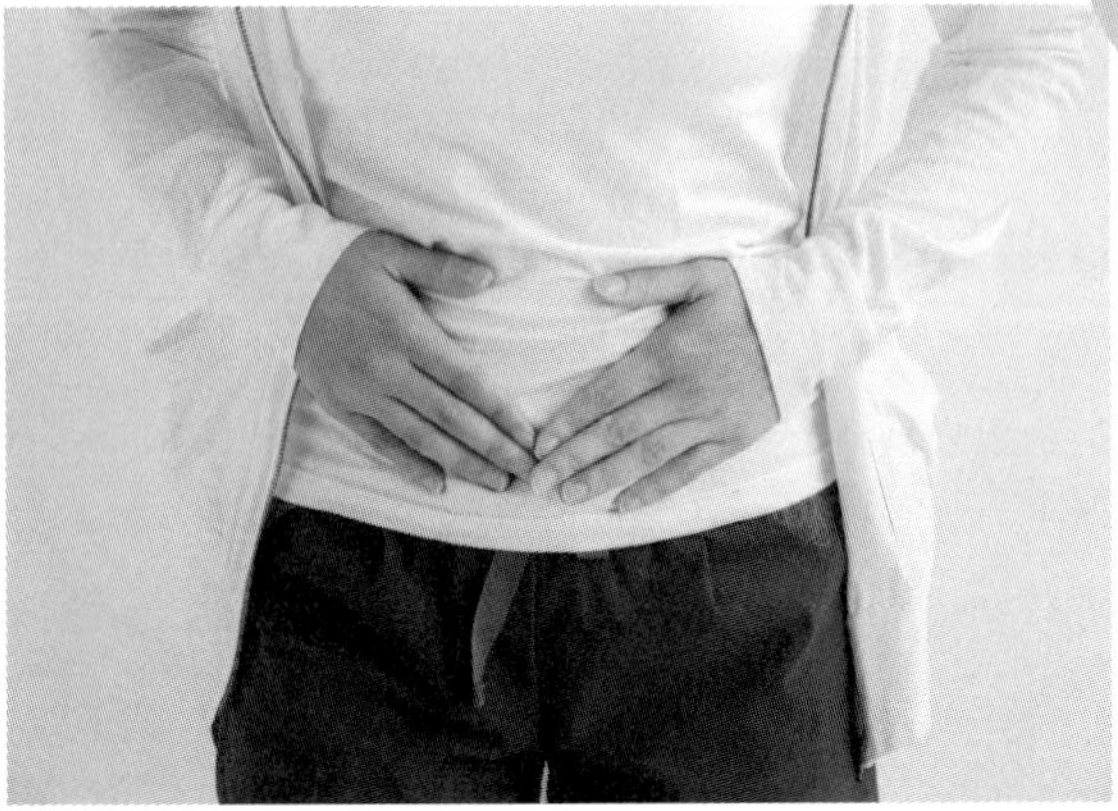

運動不足で腸の蠕動運動が弱まると、便秘になって腸内環境が悪化してしまいます。

適度な運動は筋肉に刺激を与えて血流をアップします。腹部の血行が促進されると、腸の働きが活発になるため、ぜひとも日々の生活に運動を取り入れたいところです。

代表的な運動は、左図でも紹介しているウォーキング、スクワット、マッサージなどです。いずれもおすすめですが、特に出産経験のある女性や中年の女性は、骨盤底筋群が鍛えられるスクワットを推奨します。

出産経験のある女性はスクワットがおすすめ

骨盤底筋群は、文字通り骨盤の底にある筋肉群で、膀胱や子宮、直腸を支え、排泄をコントロールするという重要な役目を担っています。

出産や加齢によって骨盤底筋群が衰えてしまうケースが目立つため、改善のためにスクワットを行いましょう。

このほか、腰をねじるストレッチも有効です。適度な刺激が腸の蠕動《ぜんどう》運動を促すので、朝の起床時に腰周りのストレッチを行うといいでしょう。

腸を健康に保つ運動

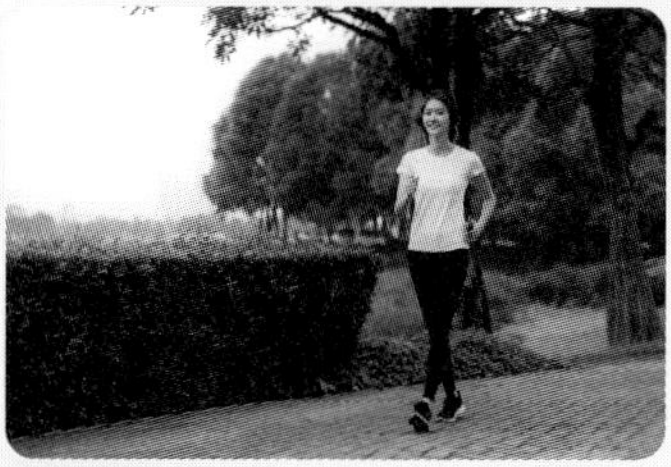

ウォーキング

目安：毎日30分程度

「適度な運動」として最適なのがウォーキング。30分程度の有酸素運動で血流がアップするほか、腸腰筋が鍛えられて排便がスムーズになります。背筋を伸ばし、肩の力を抜いてリズミカルに歩くのがポイント。朝に行うと、自律神経も整います。

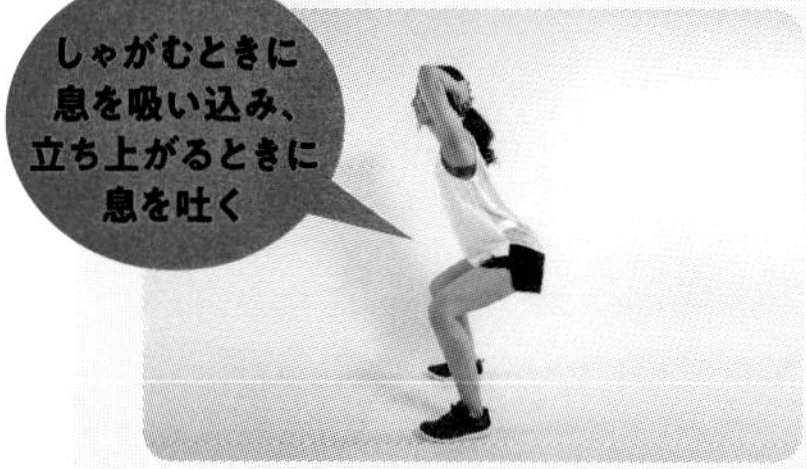
しゃがむときに
息を吸い込み、
立ち上がるときに
息を吐く

スクワット

目安：朝晩10回ずつ

下半身には大きな筋肉が多く、鍛えることで全身の血行促進につながります。また、筋肉量が増えることで体温が上がり、冷え性改善による腸内環境の向上も期待できます。下半身の筋力アップはスクワットが効果的。ゆっくりと深呼吸しながら行うのがコツです。

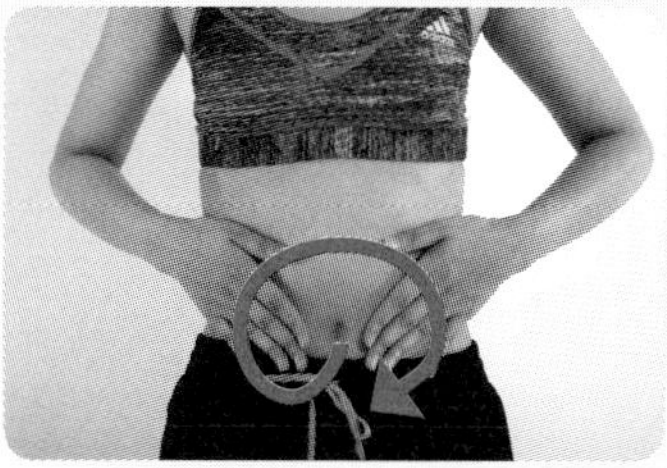

「の」の字マッサージ

目安：時計回りに10回

両手のてのひらを重ねておへそに添え、ひらがなの「の」の字を描くように時計回りにマッサージします。便が詰まりやすい大腸の四隅を意識しながらマッサージすると効果アップ。便意があるのに出ない人は、トイレで便座に座りながら行うのもおすすめです。

デスクワークが多い人は、姿勢を見直すだけで腸の健康維持が期待できます。猫背や背もたれに体を預ける姿勢はNG。内臓の圧迫やおなか周りの筋力が低下してしまうほか、腰痛や肩凝りなどの不調も招いてしまいます。背筋を伸ばし、骨盤を立てるように意識するのが正しい座り方です。

正しい姿勢を意識しよう

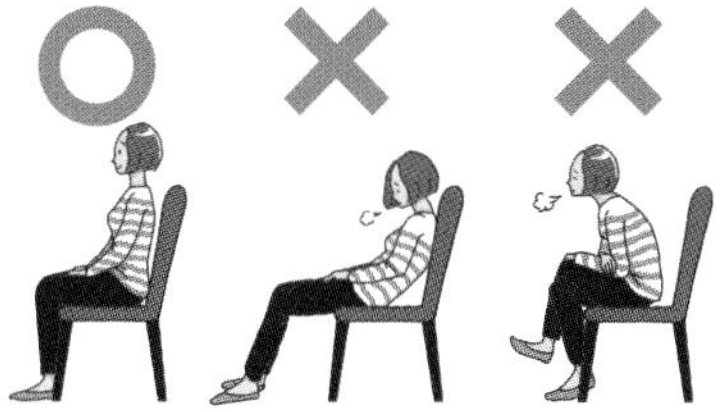

第4章 10

腸に優しい「低FODMAP《フォドマップ》食」

オーストラリアのモナッシュ大学で開発された食事法「低FODMAP食」。過敏性腸症候群の人に有効とされ、日本でも注目を集め始めています。

FODMAPとは？

発酵性の吸収されにくい糖質群のこと

- **F** Fermentable
  発酵性（以下4種）の糖質
  - **O** Oligosaccharides
    オリゴ糖
    ・フルクタン
    ・ガラクトオリゴ糖
  - **D** Disaccharides
    二糖類
    ・乳糖
  - **M** Monosaccharides
    単糖類
    ・果糖
  - **A** And
  - **P** Polyols
    ポリオール
    ・ソルビトール
    ・マンニトール
    ・キシリトール
    など

過敏性腸症候群が3週間で症状改善

腹痛・下痢・便秘などの異常を感じる過敏性腸症候群（ＩＢＳ）。通常の検査では腸の異常が認められないため、長らく原因不明とされていました。

しかし、最近では不調の原因が「FODMAP」と呼ばれる糖質群にあることがわかってきています。FODMAPとは小腸では吸収しづらい4種類の発酵性糖質です。一般的には「腸に良い」とされるものばかりで

過敏性腸症候群（IBS）とFODMAP

過敏性腸症候群（IBS）の人が高FODMAP食を摂取すると…

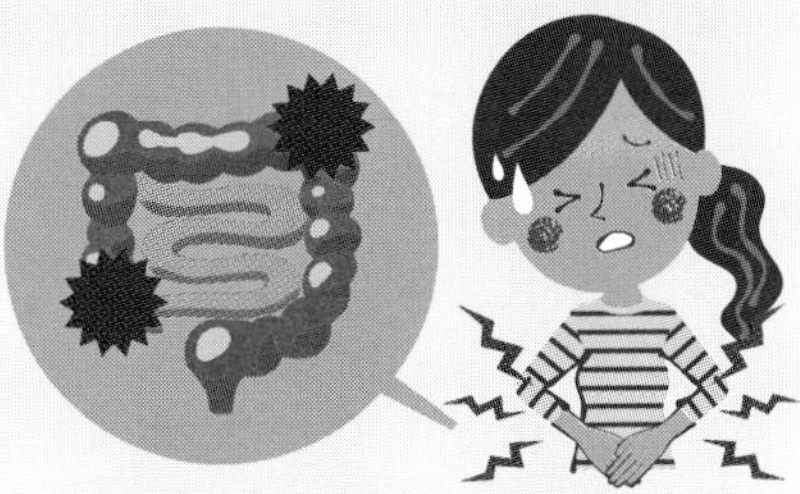

①口から摂取したFODMAPが消化器官を通って小腸に送られる

②小腸で吸収されにくいため、小腸内の濃度が高くなる

③小腸内の濃度を薄めるために過剰な水分を引き込む

④吸収されなかったFODMAPが大腸に送られる

腹痛や下痢の原因に！

⑤大腸内で腸内細菌の餌となり、過剰な発酵を起こして大腸内の酸性度が高くなる

悪玉菌が優位に

過敏性腸症候群の人が低FODMAP食を約3週間続けると、75%の人の症状が軽減！

過敏性腸症候群のほかにもクローン病や潰瘍性大腸炎の改善にも期待できる

すが、ＩＢＳの人がＦＯＤＭＡＰを多く摂取すると、症状が悪化してしまうのです。

そこで、近年注目されているのが「低ＦＯＤＭＡＰ食」です。オーストラリア・モナッシュ大学が提唱していて、文字通りＦＯＤＭＡＰの少ないものを摂取する食事法です。

欧米では安全かつ有効性の高い治療法として科学的根拠が認められていて、ＩＢＳの人が低ＦＯＤＭＡＰ食を3週間続けたところ、なんと8割近くの人に明確な症状の改善が見られたとのことです。

次ページに高ＦＯＤＭＡＰと低ＦＯＤＭＡＰの食品リストを掲載しているので、気になる方はぜひ参考にしてください。

NG

IBSの人は控えたい「高FODMAP食」リスト

穀類	大麦	そうめん
	小麦	パスタ
	ライ麦	ラーメン
	パン	トウモロコシ
	うどん	…など
芋類・豆類	サトイモ	豆類全般
	サツマイモ	…など
野菜	アスパラガス	セロリ
	カリフラワー	玉ねぎ
	グリンピース	ニラ
	ゴーヤ	ニンニク
	ゴボウ	ネギ
	サヤエンドウ	…など
果物類	アボカド	マンゴー
	イチジク	モモ
	カキ	ライチ
	グレープフルーツ	リンゴ
	スイカ	ドライフルーツ
	ナシ	…など
乳製品	牛乳	ブルーチーズ
	ヨーグルト	プロセスチーズ
	カッテージチーズ	生クリーム
	クリームチーズ	…など
肉類	ソーセージ	
ナッツ類	カシューナッツ	アーモンド
	ピスタチオ	…など
飲み物	「果物類」の果物を使ったフルーツジュース	
	烏龍茶	ラム酒
	ハーブティー	甘いワイン
	エナジードリンク	…など
調味料	オリゴ糖	固形スープの素
	キシリトール	バルサミコ酢
	ソルビトール	豆乳（大豆由来）
	ハチミツ	ブイヨン
	トマトケチャップ	…など

※MONASH University：Low FODMAP Diet（https://www.monashfodmap.com/）などをもとに作成

OK! IBSの人にオススメの「低FODMAP食」リスト

穀類	米、米粉	オートミール
	玄米	ビーフン
	10割そば	フォー
	オート麦	蒟蒻麺
	コーンスターチ	…など
芋類・豆類	ジャガイモ	木綿豆腐
	蒟蒻イモ	…など
野菜	オクラ	ニンジン
	カボチャ	ハクサイ
	キュウリ	ホウレンソウ
	ダイコン	モヤシ
	トマト	レタス
	ナス	…など
果物類	イチゴ	ブドウ
	ベリー類	ミカン
	オレンジ	メロン
	キウイ	ライム
	パイナップル	レモン
	バナナ	…など
乳製品	バター	チェダーチーズ
	カマンベールチーズ	モッツァレラチーズ
	パルメザンチーズ	…など
肉類・その他	肉全般（ハムやベーコンも含む）	
	魚介類	…など
ナッツ類	ピーナッツ	クルミ
	ヘーゼルナッツ	…など
飲み物	紅茶	日本酒
	緑茶	ウイスキー
	コーヒー	甘くないワイン
	ビール	…など
調味料	メープルシロップ	酢
	マヨネーズ	豆乳（大豆抽出物由来）
	オリーブオイル	トマト缶
	キャノーラ油	味噌
	ココナッツオイル	…など

※MONASH University：Low FODMAP Diet（https://www.monashfodmap.com/）などをもとに作成

コラム④

排便姿勢の理想は和式トイレ

衛生陶器メーカーの大手TOTOによれば、洋式便器と和式便器の出荷比率は洋式99.3%、和式0.7%(2015年)でした。公立小中学校の洋式比率も増加傾向にあり、2016年の43.3%から2020年には57%へと増加。また、東京五輪と大阪万博という相次ぐインバウンド需要に向けて、公共施設のトイレも洋式化が進み、和式を見かける機会はますます減っていきそうです。

しかし、解剖学的にいえば、じつは和式便器のほうが理想的な排便姿勢なのです。34ページでも紹介しましたが、排便姿勢の理想はロダンの「考える人」です。和式でしゃがんで排便する場合、前傾姿勢で腹圧がかけやすくなります。とはいえ、洋式が当たり前の現代において、和式に抵抗感がある人も多いでしょう。34ページのポーズに加え、トイレ用の足置き台を用意すれば、和式に近い理想的な排便姿勢に近付けることができます。

子ども用のトイレトレーニングでも使用される足置き台。大人もこれを使用すると、和式に近い理想の排便姿勢がとれます。

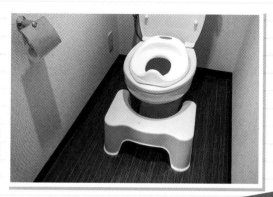

第5章

なぜそんなことを……
大人のおしり事件簿

「カンチョー」と「浣腸」どちらも危険？

医療行為の「浣腸」に由来を持つイタズラの「カンチョー」。どちらが安全かと問われたら、浣腸と答える人が多そうですが、どちらもリスクがあります。

カンチョーで加害者に!?

主に子どもがイタズラとして行うカンチョー。子どもの力で行う際、大きな問題に発展することは稀ですが、大人が行った場合は相手の肛門を傷つけたり、自身の指が骨折するなどのリスクがあります。もちろん、骨折したときは自業自得ですが、問題は相手にケガを負わせた場合です。罪状としては傷害罪か暴行罪が考えられ、異性に行えば強制わいせつ罪の可能性も。加害者側にとって、社会的なリスクが高い行為といえるでしょう。

「カンチョー加害者」として想定される罪状
暴行罪　傷害罪　強制わいせつ罪　など

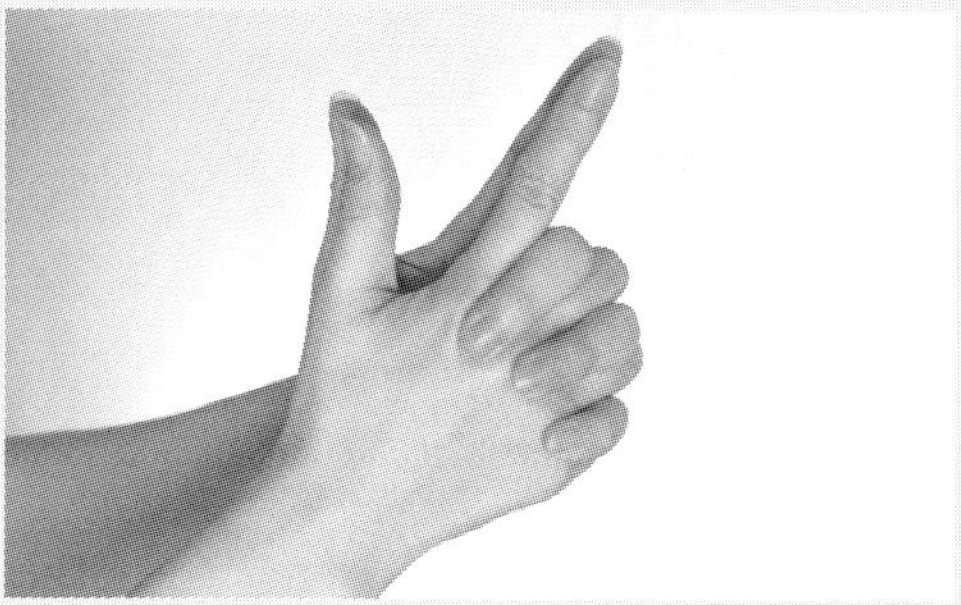
肛門に指を突き刺すカンチョー。力加減を間違えれば大怪我の恐れも。

浣腸のミスによって直腸穿孔《せんこう》が起こる!?

「おしりに『かんちょう』する」と聞いて、イタズラの「カンチョー」と医療行為の「浣腸」、どちらを思い浮かべるでしょうか。子どもならば前者かもしれませんが、きっと多くの大人は後者でしょう。

カンチョーの由来は浣腸ですが、当然ながら両者の目的はまったくの別物です。ただし、肛門を刺激するという点では同じであり、どちらも予想外のト

浣腸で起こり得るトラブル

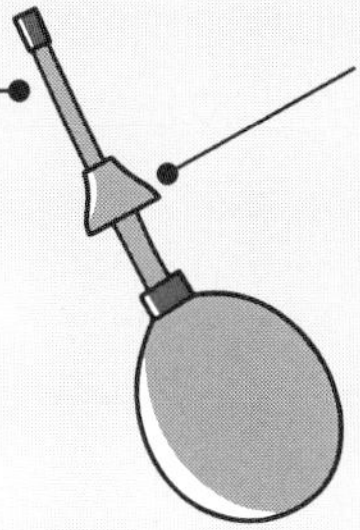

チューブが直腸壁を傷つける！

医療従事者が力加減を間違え、チューブの先端が腸粘膜を傷つけることがあります。事実、毎年のように浣腸ミスによる直腸穿孔の症例が報告されています。危険とされている立位での浣腸を行って腸内を傷つけてしまうことが多いようです。

ストッパーが腸内に残存！

医療用の浣腸チューブは、チューブにストッパーがついているタイプがほとんどです。じつは、医療現場で浣腸を行う際、このストッパーが患者の直腸内に残存してしまうというトラブルが報告されています。

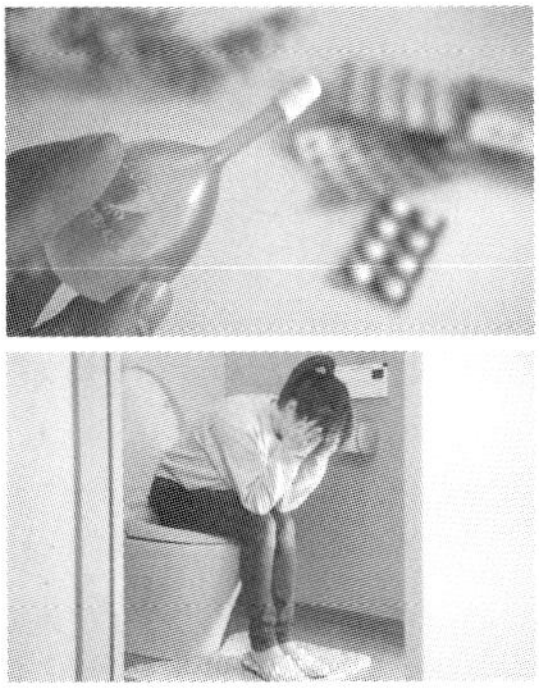

迷走神経反射は高齢者に多い反応ですが、注射などがきっかけで若い世代にも起こります。

ひとりで浣腸するときに気を付けたい迷走神経反射

血圧の急低下で失神することも

迷走神経反射とは、ストレスや強い痛み、排泄などによる刺激によって心拍数や血圧の低下をきたす生理的反応です。一時的な失神や心停止となる場合もあり、人によっては浣腸で迷走神経反射が起こることも。自宅でひとりで浣腸し、めまいなどが起きた際はしゃがむ、横になるなどして安静にしましょう。

ラブルを招く恐れがあります。

カンチョーのリスクは上に述べた通りなのでここでは割愛するとして、大人が気を付けたいのは浣腸のほうです。

浣腸は排便を促すため、直腸内にグリセリン液を注入する処置のことです。医療現場でも行われますが、しばしば医療従事者側のミスにより、ストッパーが直腸内に残存したり、直腸を傷付けることがあります。

現在、浣腸は患者が横に寝た状態で行われますが、かつてはトイレ内にて立位で行われることもありました。立位での浣腸は直腸穿孔のリスクが高く危険です。トラブル回避のため、便秘気味の人は知っておいて損はない知識といえるでしょう。

えっ、そんなものまで!! 驚きの異物挿入

性的嗜好などが原因で肛門に異物を挿入し、取り出せなくなってしまう「直腸異物挿入」。異物の内訳を見ると、多岐にわたることがわかります。

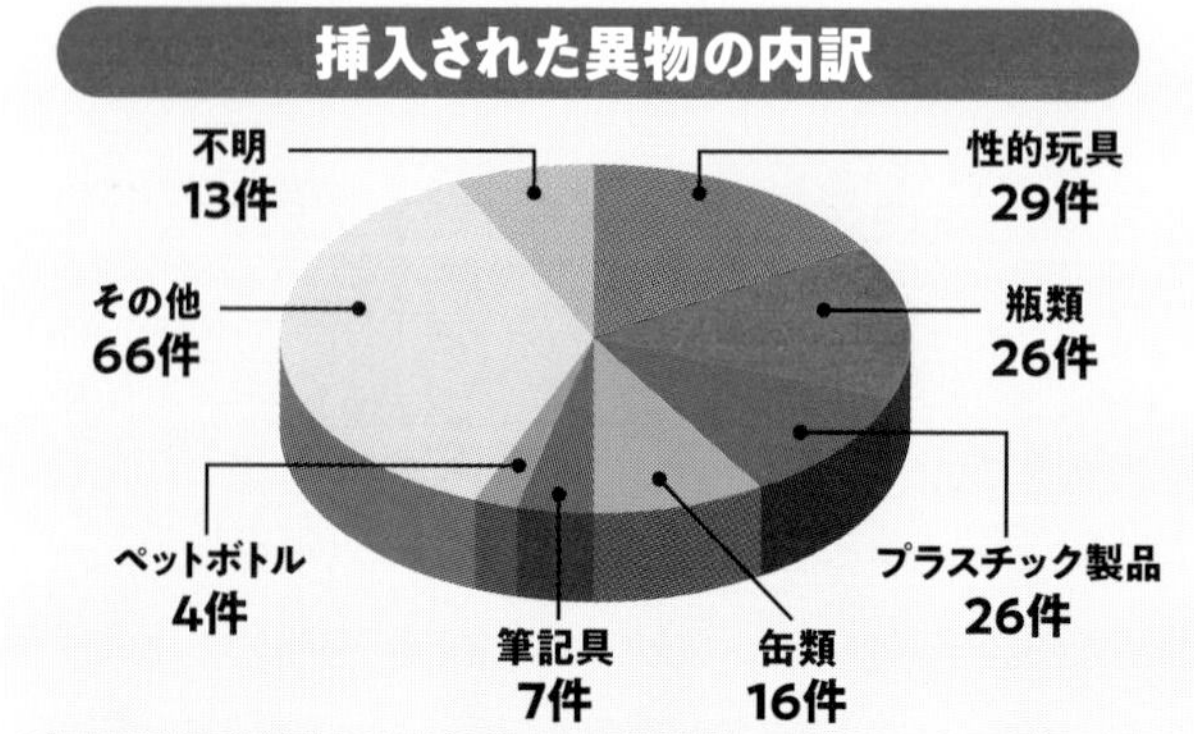

※『日本腹部救急医学会雑誌』33巻4号「本邦における直腸異物報告180症例（1983～2012年）」より作成

自力で取り出せずに病院のお世話に……

日本腹部救急医学会の発表によれば、直腸に挿入された異物の内訳は性的玩具が最も多いとのこと。ただし、上の円グラフの通り、瓶類・プラスチック製品・缶類など、性的玩具以外の異物も高い割合を占めていることがわかります。

多くの場合、性的玩具に似た形状の異物を挿入していると推測できますが、中には「24センチメートルの靴べら」や「500ミリリットルの石膏」、さらには「トウモロコシ」や「腕」など、一般的には理解しにくい巨大異物を挿入した症例も報告されています。

異物を自力で取り出せない場合、当然ながら摘出手術が必要となり、病院のお世話になってしまいます。

一方、筆記具のように細い異物や小さい異物も、直腸内に完全に入り込んでしまうと、自力で取り出すことが困難に。この場合も、病院に駆け込むケースが見られます。

巨大異物の直腸挿入症例

症例①

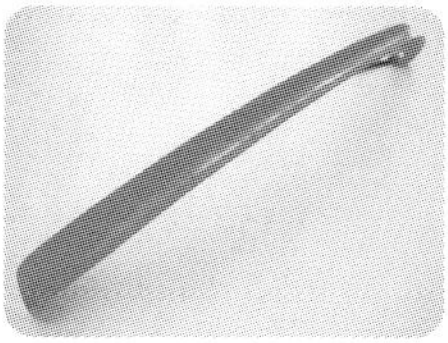

異物…靴べら(約24cm)、針金(約30cm)
患者…65歳・男性

靴べらを風呂の椅子の穴に刺しておいたことを忘れ、誤って座ってしまい、肛門内に入った。取り出すために針金を用いたところ出血したため受診。針金がS状結腸を貫通する重傷だったが、開腹手術により入院13日目で退院した。

症例②

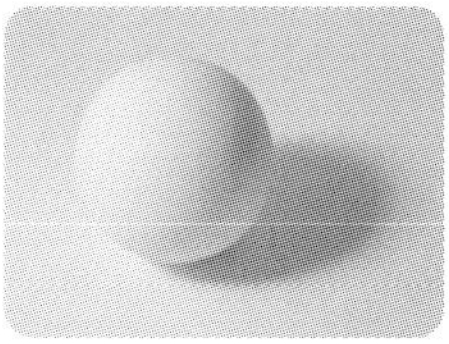

異物…石膏(約18cm×約6cm×約6cm)
患者…32歳・男性

自慰行為のために先に肛門に挿入しておいたコンドームの中に灯油ポンプを用いて液体状の石膏500ミリリットルを注入したところ、排出できなくなり救急外来で受診。全身麻酔による開腹手術で摘出されたが、直腸粘膜の損傷が確認された。

症例③

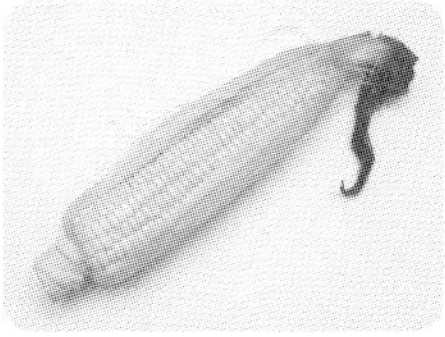

異物…トウモロコシ(約5cm×約18cm)
患者…47歳・男性

性的行為(SM)の最中、パートナーにトウモロコシを挿入され、抜去できなくなり受診。リスター鉗子でトウモロコシをつかみ、下腹部を圧迫しながら摘出した。幸いにも明確な粘膜損傷は見られなかったため、入院4日目で退院した。

その他の意外な異物挿入

異物の種類	サイズ	患者の年齢・性別
上肢(腕)	——	49歳・男性
洗剤容器	6cm×21.5cm	67歳・男性
シャワーヘッド	5cm×14cm	53歳・男性
ソーセージ	2cm×18cm	50代・男性
哺乳瓶	5.5cm×17cm	43歳・男性
電動歯ブラシ	2.5cm×18cm	62歳・男性

※『日本腹部救急医学会雑誌』33巻3号

異物挿入には命の危険あり！

腸はとてもデリケートな臓器です。異物挿入で腸内を傷つけた結果、死亡例も報告されており、言うまでもなく危険な行為です。

異物挿入のリスク

直腸穿孔《せんこう》	穿孔とは穴が開いた状態のこと。異物挿入によって直腸を傷つけ、穿孔してしまうケースは決して珍しくありません。
人工肛門	異物挿入によって直腸穿孔が確認された場合、症状の度合いによっては、異物摘出に加えて人工肛門を造設する場合があります。
合併症	異物挿入による粘膜の損傷や、摘出時の粘膜損傷により、術後に潰瘍や穿孔、括約筋断裂などのさまざまな合併症が考えられます。

異物摘出手術後の合併症リスクは24％

挿入した異物を病院で摘出してもらう際、肛門に鉗子等を入れて取り出す方法と、開腹手術を行う方法の2つに分けられます。挿入によって腸を傷つけてしまうことも危険ですが、摘出手術の際にも腸が傷つく恐れがあり、非常にリスクの高い行為です。受診すれば大丈夫というわけでもなく、過去には電池式マッサージ器のスイッチが入ったまま取り出せなくなった結果、死亡した例もあります。

また、異物挿入は合併症の危険もあります。『日本大腸肛門病会誌』で報告された異物挿入症例104例のうち、摘出後に合併症が起きたのは25例（24％）でした。およそ4人に1人は合併症が確認されていて、内訳は次の通りです。

粘膜のびらん・発赤……8例
粘膜の裂傷…………8例
術後麻痺性イレウス……4例
直腸潰瘍…………2例
遅発性穿孔…………2例

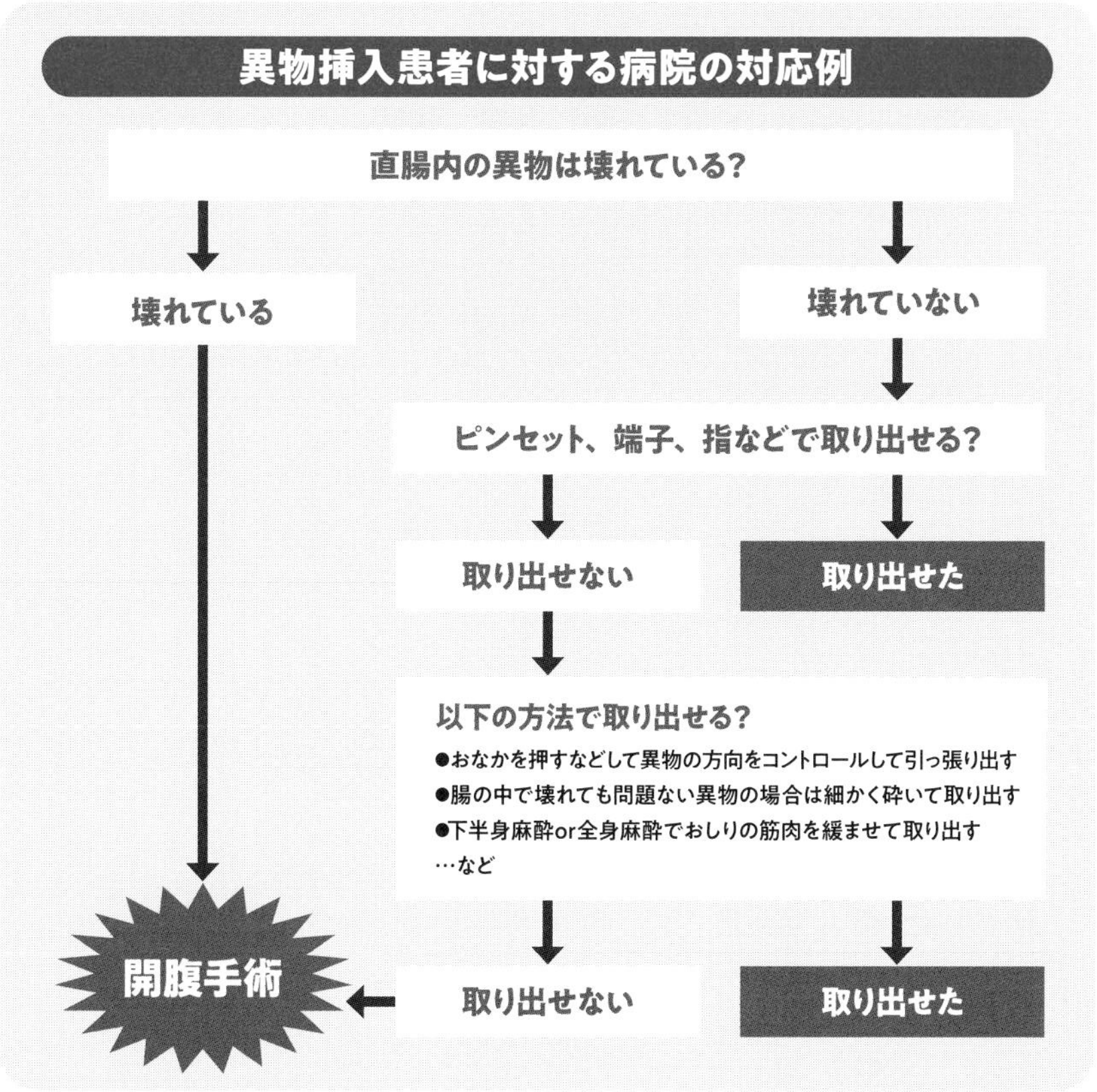
異物挿入患者に対する病院の対応例
直腸内の異物は壊れている?
壊れている
壊れていない
ピンセット、端子、指などで取り出せる?
取り出せない
取り出せた
以下の方法で取り出せる?
●おなかを押すなどして異物の方向をコントロールして引っ張り出す
●腸の中で壊れても問題ない異物の場合は細かく砕いて取り出す
●下半身麻酔or全身麻酔でおしりの筋肉を緩ませて取り出す
…など
開腹手術
取り出せない
取り出せた

肛門括約筋断裂………1例

直腸挿入は特殊な症例であることから、羞恥心のため、すぐに退院や帰宅を望む患者が多いそうです。そのため、病院側では十分な観察が困難なことも多く、術後しばらくしてから穿孔が確認されることもあり、注意が必要です。

また、恥ずかしさから来院を躊躇うのも問題です。同じく『日本大腸肛門病会誌』によれば、異物挿入から来院までの平均時間は、非穿孔例で43・8時間、穿孔例で64・8時間です。来院が遅れれば遅れるほど症状が悪化するリスクが高まるため、異物挿入が発生した際は、早急な受診をおすすめします。

悪ふざけで死亡……空気注入は厳禁!!

圧縮した空気を動力とするエアコンプレッサー（空気圧縮機）。さまざまな現場で重宝されますが、誤った使用法によって事件・事故が多発しています。

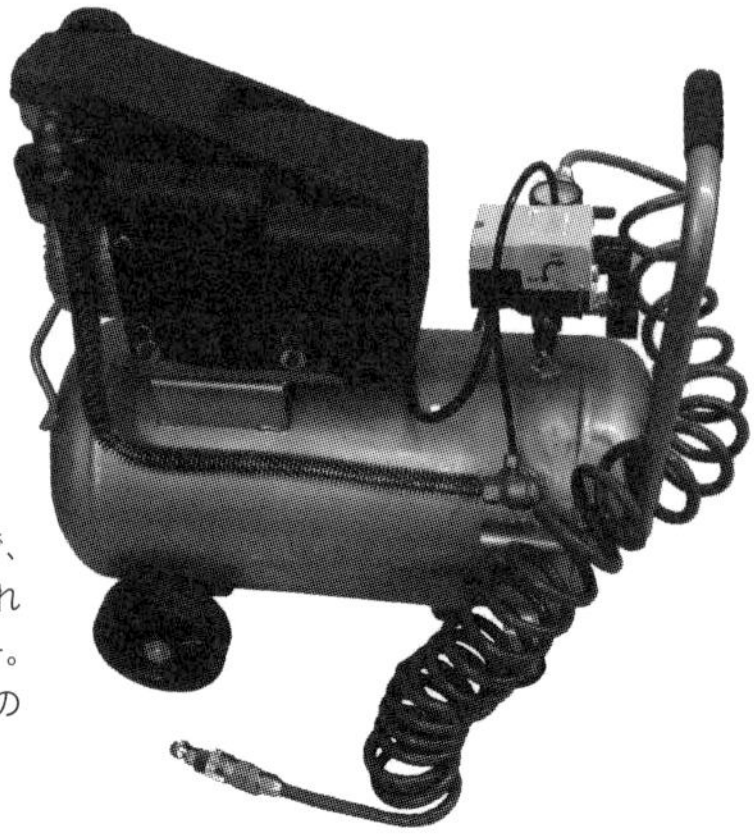

家庭用から産業用まで、さまざまな用途で使われるエアコンプレッサー。人体に向けて使用するのは極めて危険です。

圧縮空気の威力は家庭用でも危険！

タイヤの空気入れ、清掃作業、建築現場の釘打ちなど、さまざまな現場で使用されるエアコンプレッサー。家庭用の小型タイプで1分間に約38リットル、産業用の小型タイプでは約80リットルの空気を吐き出すため、当然ながら人体に向けて使用するのは非常に危険です。

しかし、残念ながらふざけて使用するケースが後を絶ちません。特に、肛門に向けてエアコンプレッサーを使用した結果、腸内を損傷する事件・事故が毎年のように報告されています。

小型でも1センチメートルあたりにかかる圧力は10キロで、産業用ではその10倍以上といわれています。衣服の上からでも大変危険であり、事実、過去の死亡例もズボンの上からの使用でした。動機の多くは「悪ふざけ」とのことですが、招く結果は大惨事です。事件・事故が起きるたびにメーカー側も警告を発するなど、使用者のモラルが問われています。

エアコンプレッサーを用いた事件

年月日	被害者の症状	内容
2020年3月6日	重傷	茨城県神栖市の職場で、会社員の男が同僚男性の肛門付近に業務用圧縮機を押しつけ、体内に空気を入れて重傷を負わせた。
2018年7月13日	死亡	茨城県龍ケ崎市で男（当時34歳）が、同僚男性の肛門にエアコンプレッサーで空気を注入。男性は体内に入った空気で肺圧迫を起こして窒息死した。
2018年3月22日	重傷	島根県浜田市の配管工事の現場で、建設作業員の男（当時28歳）が、同僚作業員の男性（当時54歳）の着衣の上から肛門にエアコンプレッサーで空気を送り、直腸に重傷を負わせた。
2017年7月1日	死亡	埼玉県杉戸町の産業廃棄物処理業の男性社員2人が、同僚男性（当時44歳）を押さえつけ、肛門にズボンの上から業務用空気圧縮機で空気を注入して死亡させた。
2017年7月1日	重傷	京都府亀岡市の自営業の男（当時28歳）が、男子大学生（当時22歳）の肛門にズボン越しにエアダスターガンのノズルを押し当て、空気を噴射。大学生は直腸に複数の穴が空く重傷を負った。
2013年6月上旬	軽傷	航空自衛隊小松基地所属の男性隊員2人が、エアコンプレッサーを互いの肛門に当てて遊んでいたところ、男性のうちひとりが激しい腹痛を訴えた。

エアコンプレッサーだけじゃない！
名古屋刑務所で起きた受刑者放水虐待死事件

2001年、名古屋刑務所で男性受刑者（当時43歳）が、複数の刑務官から暴行を受けて死亡しました。刑務官らは男性を押さえつけ、消防用ホースで肛門に向けて放水。男性は肛門挫裂創・直腸裂開を負い、翌日に細菌性ショックにより亡くなっています。一般の消防用水圧よりもはるかに低かったといわれていますが、いずれにしても肛門に圧力をかけることが危険であることに変わりありません。

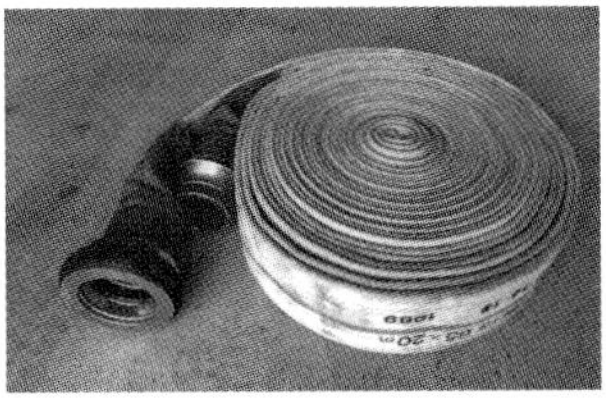

刑務官たちは無罪を主張していましたが、2011年に有罪判決が確定しました。

第5章 05

麻薬から金塊まで！ 驚きの〝肛門密輸〟

麻薬や金塊を肛門の中に隠して持ち込む肛門密輸。近年、韓国や中国など東アジアを中心に、一般人の運び屋が増えているそうです。

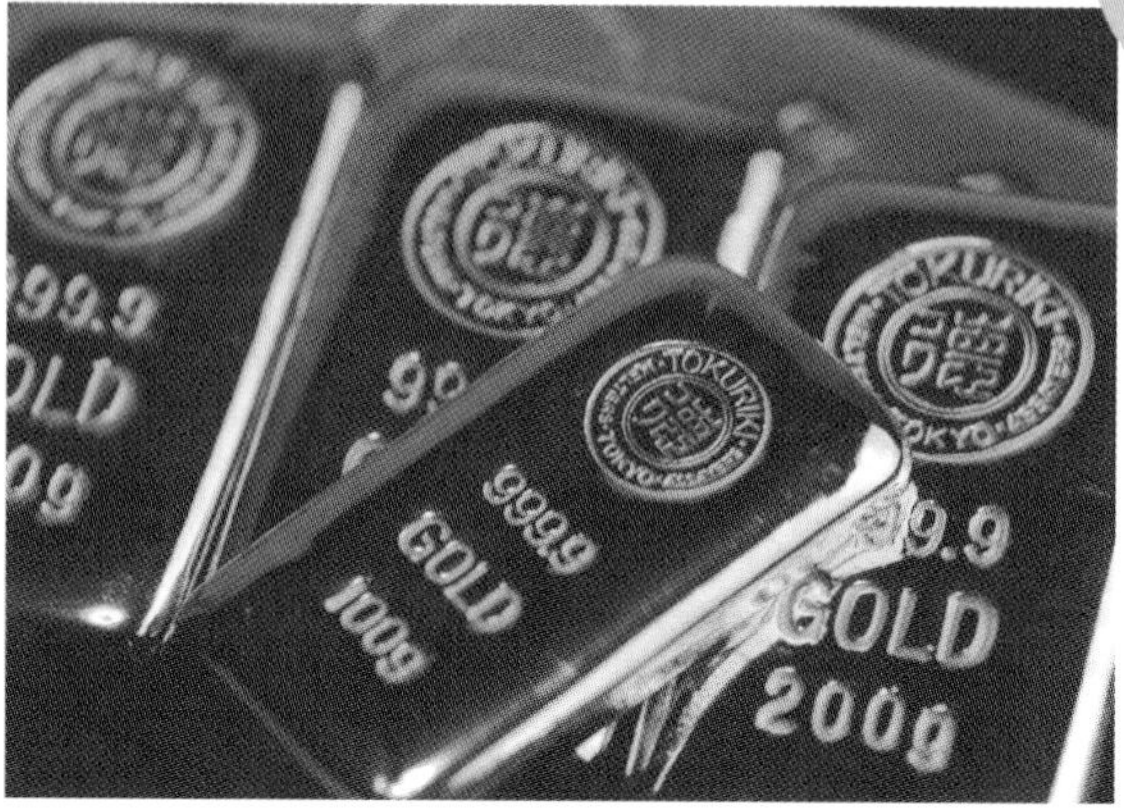

金塊を肛門密輸する際は、肛門に入りやすいように金塊を小さく加工するそうです。

2.3トンの金塊が肛門に隠して運ばれた

2017年5月、韓国で4つの密輸組織が絡む大規模な金塊密輸事件が発覚しました。運び込まれた金塊は、なんと計2.3トン。日本円に換算すると約113億5000万円です。この事件に関与したとして摘発された運び屋は45人でしたが、そのうち40人が40～60代の一般女性だったそうです。

彼女たちの手口は、金塊を肛門に隠して持ち込む「肛門密輸」と呼ばれる手法です。同事件では、2×3センチメートルに加工された金塊を、ひとり当たり5～6個ずつ肛門に入れていたそうです。肛門密輸の教育を受けたという韓国人女性によれば、熱湯消毒した金塊に軟膏を塗ると、「すんなり入るので自分でも驚いた」とのことです。

これまで、プロの運び屋による大量密輸が多かったのですが、近年は出入国記録が少なく、怪しまれにくい一般人が運び屋として雇われることが多いそうです。実際、東アジアではほか

近年に起きた世界の肛門密輸

密輸物 金塊 **密輸量** 計227kg **推定金額** 約17億円 **密輸先** 韓国、日本	2015年から2017年の間に、韓国や日本に金塊計227キログラムを密輸した韓国人の男（当時60代）が逮捕された。この男は、複数の運び屋とともに、肛門に金塊を隠して計230回の密輸を決行。2022年2月、懲役1年6カ月と罰金約6850万円、追徴金約15億8700万円が科された。
密輸物 金塊 **密輸量** 計23kg **推定金額** 計約1億700万円 **密輸先** 韓国	2017年、韓国人の女（当時40代）が中国から韓国に金塊を密輸したとして懲役1年、執行猶予2年を言い渡された。女は、楕円型の金塊を肛門に入れる手法で、23回にわたり、計23キログラムの金塊を密輸。女は運び屋として、1回の密輸につき約4～5万円の報酬を受け取っていたという。
密輸物 コカイン **密輸量** 計9.96g **推定金額** 約46万円 **密輸先** マカオ	2015年9月、香港～マカオ間の高速船のフェリーターミナルで、コカイン9.96グラムを密輸しようとした香港人の男（当時22歳）が逮捕された。コカインは6つのコンドームに入れられ、肛門内に隠されていた。彼は運び屋で、末端価格の1割である約4.7万円を受け取る予定だったという。
密輸物 コカイン **密輸量** 246袋 **推定金額** 不明 **密輸先** 日本	2019年5月、メキシコ発成田行きの旅客機内で日本人の男（当時42歳）が、離陸直後に体調不良を訴えたのちに死亡。司法解剖の結果、胃や腸からコカイン計246袋が見つかり、死因は麻薬の過剰摂取による心不全であることがわかった。大量のコカインを体内に隠し、密輸するつもりだったと見られる。
密輸物 覚醒剤 **密輸量** 計55g **推定金額** 約330万円 **密輸先** 日本	2008年6月、ベトナムから日本に入国した在日ナイジェリア人の男が、覚醒剤の密輸で逮捕された。男は、成田空港到着後、覚醒剤をプラスチックケース3個に小分けし、自身の肛門内や下腹部分に隠して入国を試みた。しかし、税関検査において発見・摘発されてしまった。

にも一般人と思われる密輸が何件も確認されています。

また、肛門密輸は麻薬を運ぶ際にも行われます。しかし、体内で容器が破損した際のリスクが大きく、２０１９年に肛門密輸を試みた日本人男性が麻薬の過剰摂取で死亡しています。

ミニコラム

麻薬密輸の最高刑は死刑

日本では金の密輸は「10年以下の懲役若しくは1000万円以下の罰金（併科あり）」、麻薬は「10年以下の懲役若しくは3000万円以下の罰金（併科あり）」です。しかし、海外では麻薬密輸が死刑の国もあり、過去には中国から覚醒剤の密輸を試みた日本人が、現地で死刑になった例もあります。

異物挿入は男性が圧倒的に多い

異物挿入の95％は男性です。羞恥心から詳しい問診ができないことも多く、彼らが異物挿入に走る明確な理由は明らかになっていません。

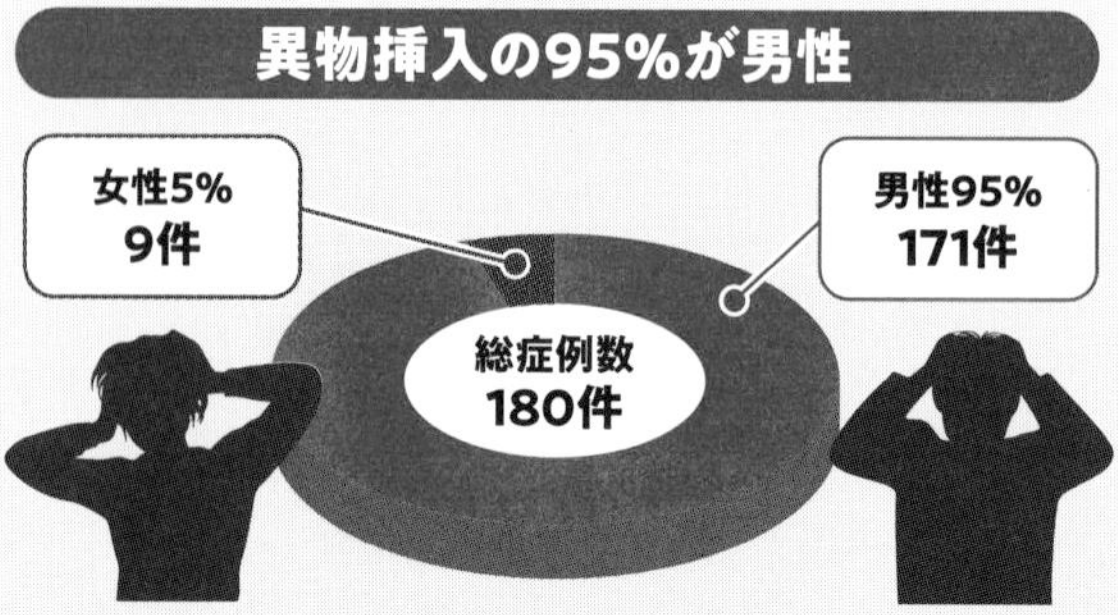

※『日本腹部救急医学会雑誌』33巻4号「本邦における直腸異物報告180症例（1983～2012年）」より作成

なかなか理解しにくい異物挿入者の胸の内

日本腹部救急医学会によれば、異物挿入で医師の処置を受けた人の95％が男性でした。

なぜ、これほどまで男性に偏っているのでしょうか。異物挿入を行った男性の症例で目立つ年齢層は、中高年（40～50代）です。あくまで仮説に過ぎませんが、次の3つの理由が考えられます。

ひとつ目は「性機能の低下」です。中高年は、加齢によって性機能が低下する場合があります。これまで行っていた通常の自慰行為が困難になってくる可能性があり、性機能を補うために大きな異物を挿入しているのかもしれません。

ふたつ目は「孤独」です。異物挿入の症例では既婚男性は少なくありません。しかし、長い結婚生活で関係が冷え込み、パートナーに相手にされなくなることもあります。その寂しさを埋めるため、過剰な刺激を求めたのかもしれないのです。

3つ目は「常習化による異物

異物挿入は一定数のリピーターがいる

報告年	年齢・性別	動機	既往歴
2000年	39歳・男性	自慰	3年後に直腸異物
2000年	42歳・男性	自慰	異物挿入の既往歴あり
2000年	41歳・男性	自慰	2年後に直腸異物
2000年	43歳・男性	自慰	異物挿入の既往歴あり
2007年	30歳・男性	不明	常習者
2008年	71歳・男性	不明	常習者

※『日本大腸肛門病会雑誌』20巻3号より抜粋・作成

女性の異物挿入はパートナーに要注意

年齢・性別	異物	動機
27歳・女性	バイブレーター	パートナーが挿入
23歳・女性	バイブレーター	夫が挿入
38歳・女性	バイブレーター	性交渉

※『日本大腸肛門病会雑誌』20巻3号より抜粋・作成

数少ない女性の症例は、自慰行為ではなく「パートナーに挿入された」という理由がほとんどです。性的玩具の一部が外れ、内部に残ってしまうケースも報告されていて非常に危険です。性交時、性的玩具を使う際はコンドームをつけるなどの対応が必要です。

の巨大化」です。若いころから肛門に異物を入れていた場合、年を重ねるにつれてエスカレートし、異物が大きくなっていった可能性が考えられます。結果、自分で摘出できないほどの異物を入れてしまい、病院を受診するのかもしれません。

事実、異物挿入の症例では、一定数の「リピーター」が確認されています。

過去に自力で異物を取り出せず、病院のお世話になるという恥ずかしい経験をしたにもかかわらず、止めることができずに異物挿入を繰り返し、再び来院してしまうのです。

もしかしたら男性の異物挿入は、根の深い問題なのかもしれません。

第5章 07

尻もちをついたらおしりに異物が入った!?

異物挿入で最も多い理由は自慰行為によるものです。しかし、中には本当かどうか疑いたくなるような理由も報告されています。

正直に申告しないと処置が遅れることも

日本腹部救急医学会によれば、直腸異物挿入の動機は約半数が自慰行為でした。

しかし、気になるのはその次に多い「転倒時」という回答です。特に「風呂場で尻もちをついた」という回答が目立ちますが、異物の種類を見ると「靴べら」や「哺乳瓶」など、なぜ風呂場に持ち込まれたのかと、首を傾げたくなる物も……。

とはいえ、異物挿入という特

約半数が自慰中の事故

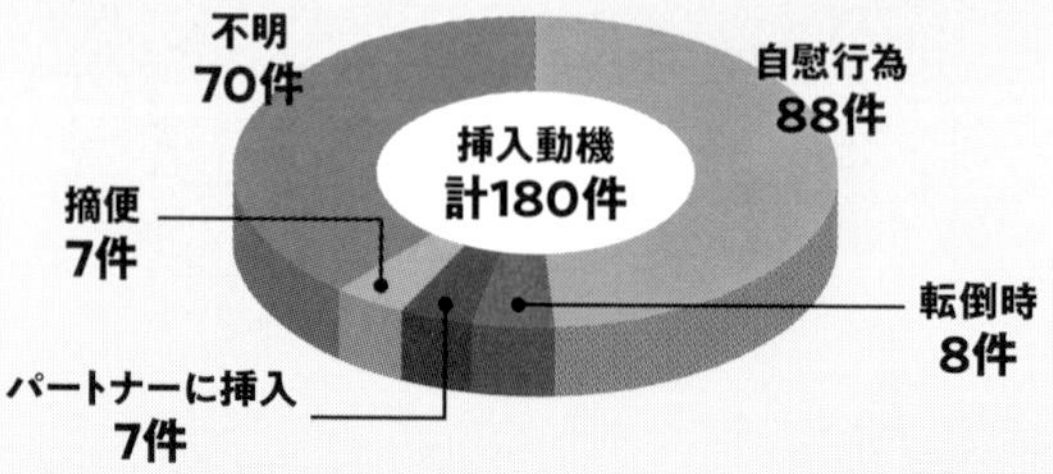

※『日本腹部救急医学会雑誌』33巻4号「本邦における直腸異物報告180症例（1983～2012年）」より作成

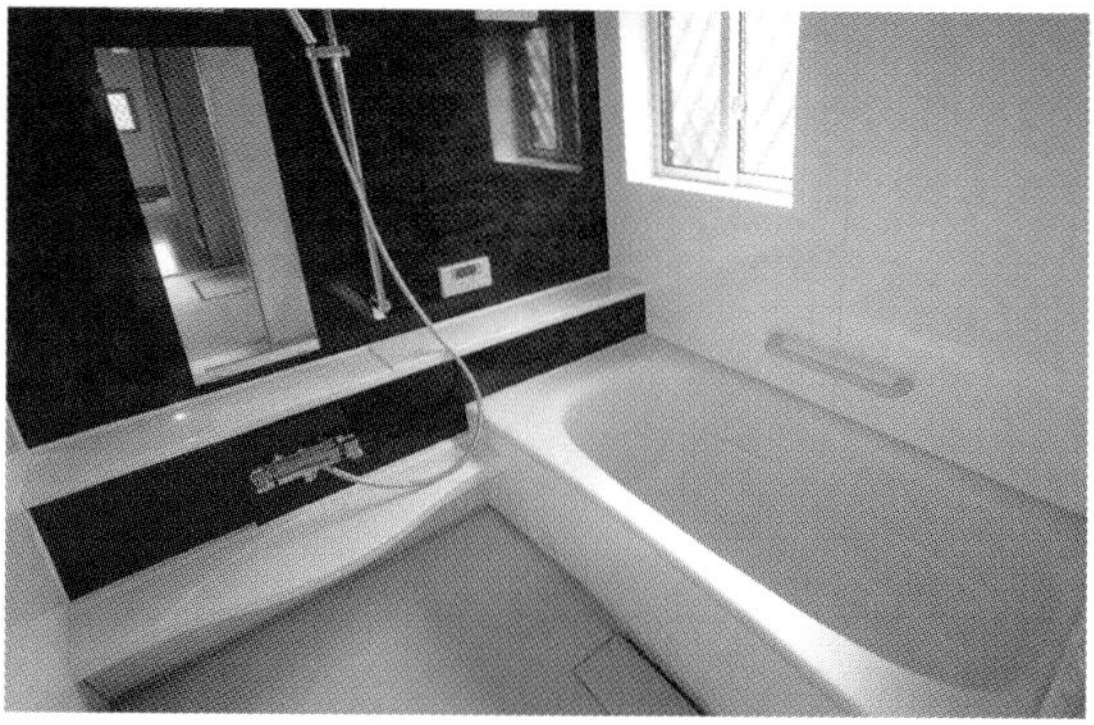

転倒場所が風呂場と答える人が多いのは、はたして事実か、それとも言い訳か……。

ウソorホント!?　異物挿入の不思議な言い訳

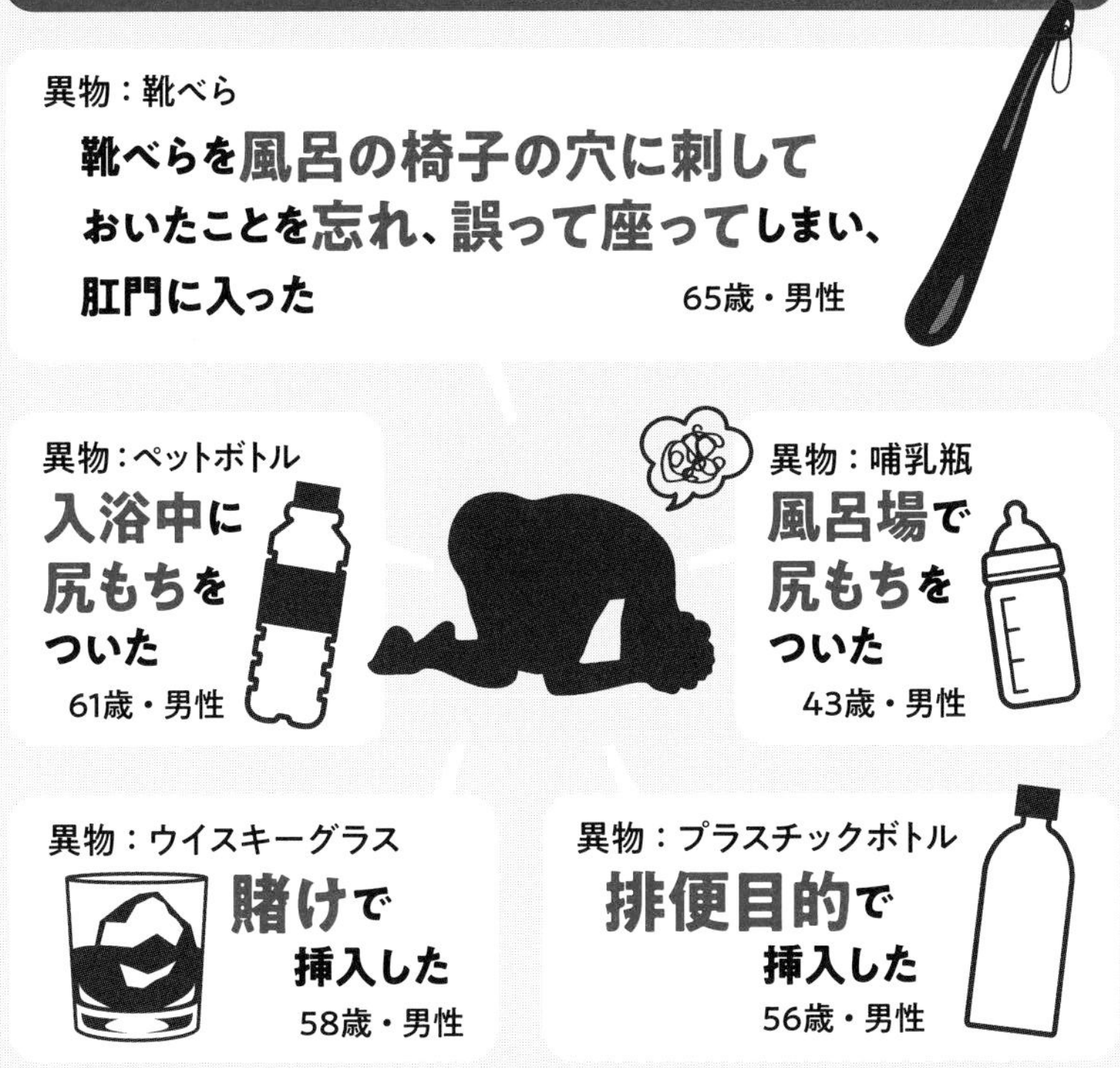
異物：靴べら
靴べらを風呂の椅子の穴に刺しておいたことを忘れ、誤って座ってしまい、肛門に入った
65歳・男性
異物：ペットボトル
入浴中に尻もちをついた
61歳・男性
異物：哺乳瓶
風呂場で尻もちをついた
43歳・男性
異物：ウイスキーグラス
賭けで挿入した
58歳・男性
異物：プラスチックボトル
排便目的で挿入した
56歳・男性

殊な症例である以上、正直に動機を申告するのははばかられるのかもしれません。

来院者の中には主訴として腹痛のみを訴え、異物挿入を隠す人もいるそうです。これは病院側にとっても患者側にとっても困ることになるので、絶対に避けるべきです。

というのも、診察した医師が適切な処置を行いにくくなるからです。異物挿入は、直腸内に停留する時間が長くなるほど損傷のリスクが高まります。巨大異物の場合、その病院では対応できず、救急病院に転院する場合もあります。

羞恥心は十二分に理解できますが、自身の健康のためにも正直な申告をおすすめします。

第5章 08

異物挿入が引き起こした紛争

旧ユーゴスラビアのコソボで起きた、とある農夫の異物挿入。事件か事故か、真相を巡って民族間の対立が激化した結果、国家解体へと発展してしまいました。

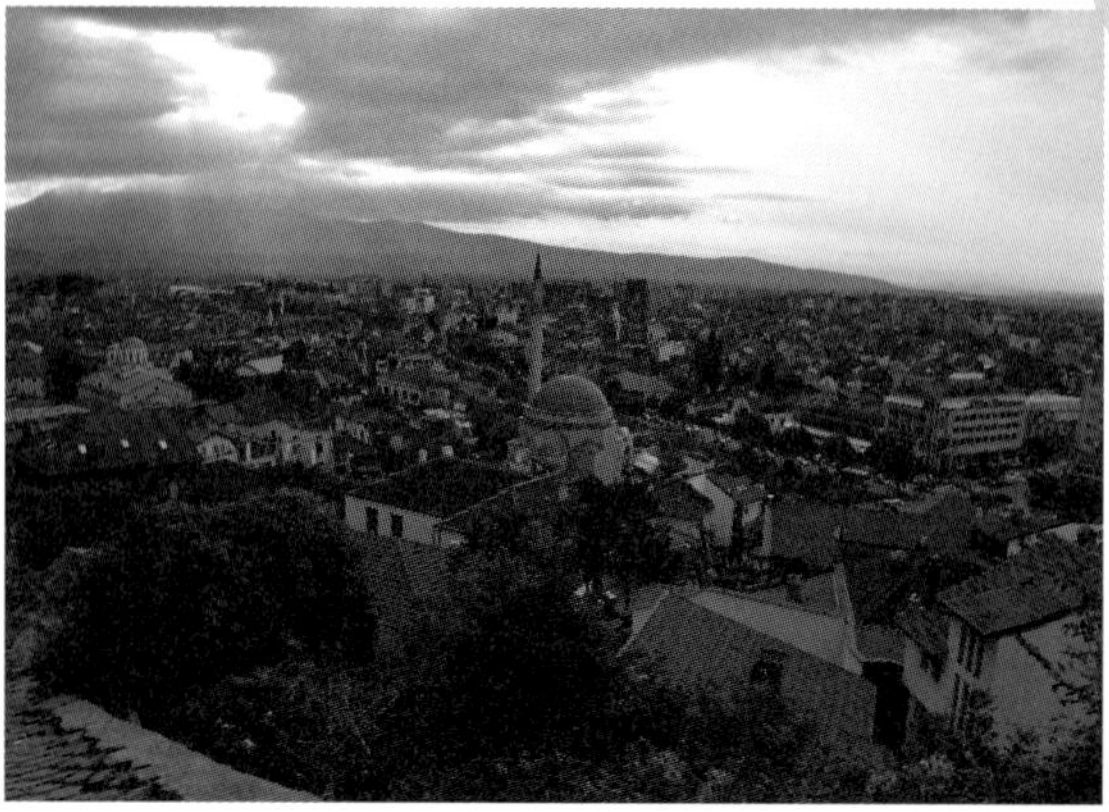

のちに独立したコソボ共和国。ただし、セルビア共和国は同国の独立を承認していません。

異物挿入に端を発したユーゴスラビア紛争

1985年5月1日、ユーゴスラビアのコソボで、セルビア人農夫のジョルジェ・マルティノヴィッチという男性が病院に駆け込みました。彼の肛門にはガラス瓶が挿入されていて、直腸内で瓶が割れていました。

当初、彼は「ふたり組のアルバニア人に暴行を受けた」と主張していましたが、ユーゴスラビア軍の聴取では「自慰行為による事故」と訂正。しかし、その後の軍医の調査では「彼ひとりでは説明できない傷」と判断された一方、さらに別の内科医は「やはり自慰行為による可能性が高い」と結論づけるなど、二転三転しました。

当時のユーゴスラビアは、複数の民族が集まった多民族国家でした。その中でもコソボは、アルバニア人が大多数を占めていて、少数派のセルビア人を排斥する風潮があったのです。

このため、マルティノヴィッチ氏の怪我の真相を巡り、セルビア人とアルバニア人の対立が

3コマで解説「ジョルジェ・マルティノヴィッチ事件」

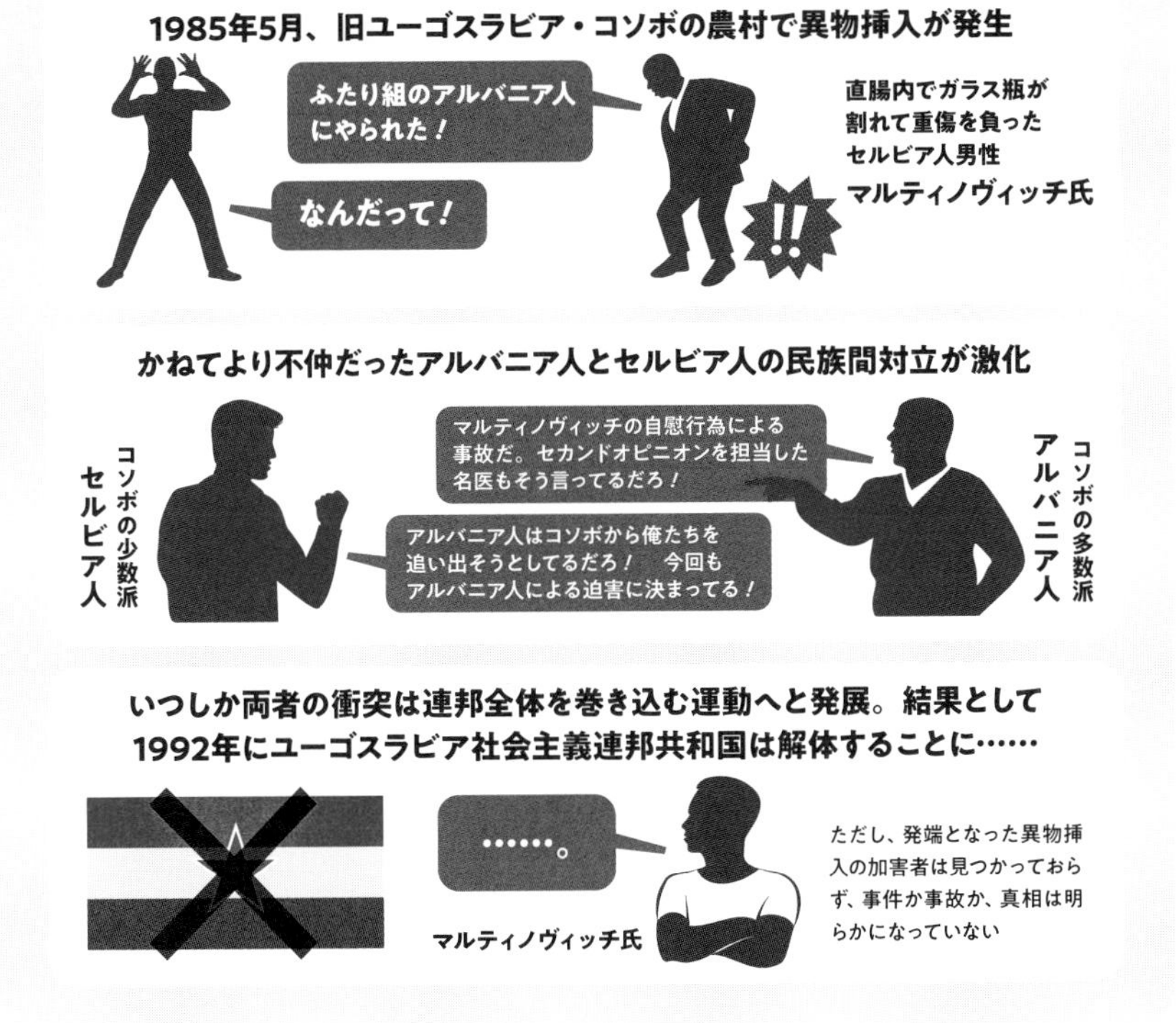
1985年5月、旧ユーゴスラビア・コソボの農村で異物挿入が発生
ふたり組のアルバニア人にやられた！
なんだって！
直腸内でガラス瓶が割れて重傷を負ったセルビア人男性
マルティノヴィッチ氏
!!
かねてより不仲だったアルバニア人とセルビア人の民族間対立が激化
マルティノヴィッチの自慰行為による事故だ。セカンドオピニオンを担当した名医もそう言ってるだろ！
アルバニア人はコソボから俺たちを追い出そうとしてるだろ！　今回もアルバニア人による迫害に決まってる！
コソボの少数派 セルビア人
コソボの多数派 アルバニア人
いつしか両者の衝突は連邦全体を巻き込む運動へと発展。結果として1992年にユーゴスラビア社会主義連邦共和国は解体することに……
……。
マルティノヴィッチ氏
ただし、発端となった異物挿入の加害者は見つかっておらず、事件か事故か、真相は明らかになっていない

強まることとなりました。セルビア系の新聞社は、マルティノヴィッチ氏の土地を欲しがっていたアルバニア人が犯人ではないかとの論調を発表するなど、両者の関係は日増しに悪化していきました。

やがて、コソボにおけるセルビア人とアルバニア人の対立は、ほかの地方や民族へと飛び火。そして、国家全体を巻き込むユーゴスラビア紛争へと発展し、ついに1992年には国家解体という結末を迎えてしまったのです。

マルティノヴィッチ氏の異物挿入が事件か事故か、定かではありません。しかし、国家解体のきっかけの一端を担ったことは紛れもない事実です。

第5章 09

肛門に物を入れるとなぜ気持ち良いのか?

じつは、肛門に物を入れることで性的な快楽を得られる理由は明らかになっていません。あくまでも仮説に過ぎませんが、考えられる理由を紹介します。

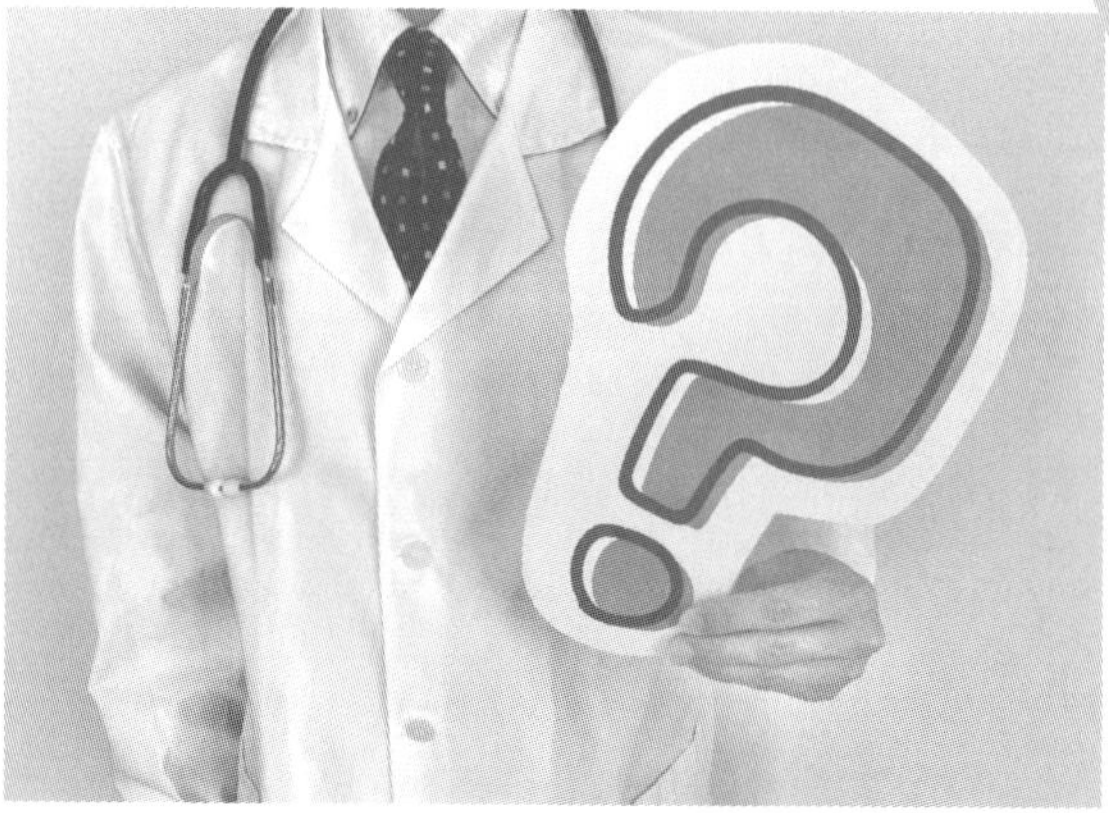

肛門は排泄器官であり、性的な快楽を得るための部位ではないことを理解しましょう。

敏感な粘膜への刺激を性的な快楽と混同!?

138ページの円グラフでも紹介した通り、直腸異物挿入の動機で最も多かったのは自慰行為です。

それにしても、なぜ肛門に物を入れると気持ち良いと感じるのでしょうか? 実際のところ、明確な理由はわかっていません。その上で仮説を述べるならば、男性においては「前立腺への刺激」と「陰部神経への刺激」のふたつが考えられます。

どちらの部位も直腸から刺激を伝えることが可能です。どちらか一方、あるいは両方から快感を得るため、直腸に異物を挿入している可能性が考えられます。

また、しばしば性感帯と呼ばれる部位は、唇や女性器、男性器などの粘膜で覆われている器官がほとんどです。直腸もデリケートな粘膜に覆われているため、異物挿入による刺激を性的な快感と捉える人が一定数いるのかもしれません。

なお、2022年6月、米インディアナ大学の研究チームが

「肛門と快感」の仮説

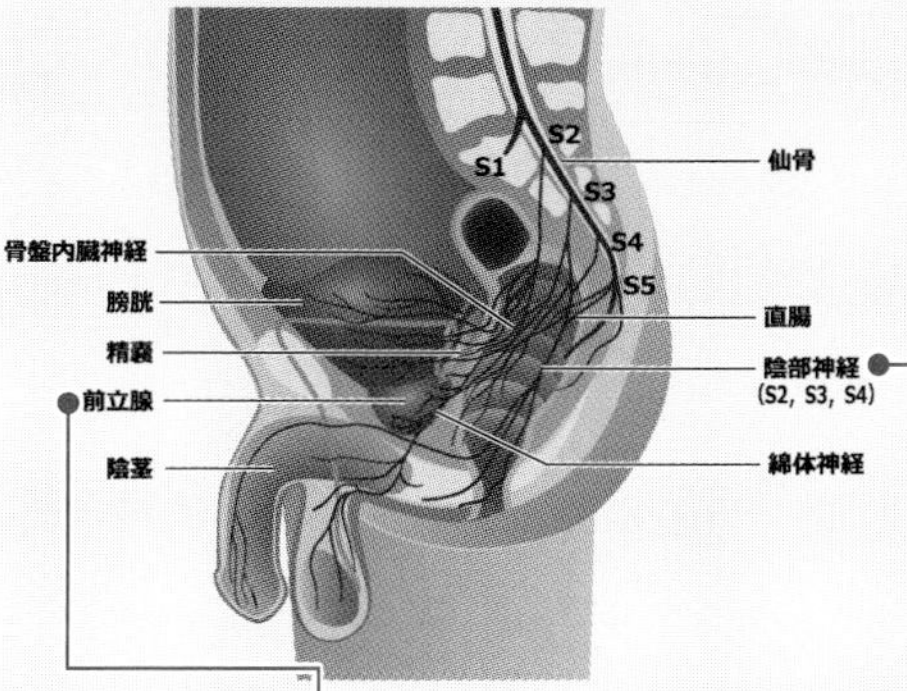

仮説① 陰部神経

陰部神経を刺激することで快感を得ている

脊髄から分岐して陰部へと繋がる陰部神経は、損傷すると勃起不全が生じることがあり、快感との関係性が考えられます。直腸挿入を通じて得られる快感は、陰部神経を刺激することで得られるのかもしれません。

仮説② 前立腺

直腸の壁越しに前立腺を刺激することで快感を得ている

前立腺は男性のみにある臓器で、膀胱のすぐ下に位置しています。精子の運動を活発にする働きがありますが、しばしば性感帯のひとつする説も。直腸の壁越しに前立腺を刺激することで、快感を得ている可能性があります。

肛門と快感の関係性について じつは明らかになっていない

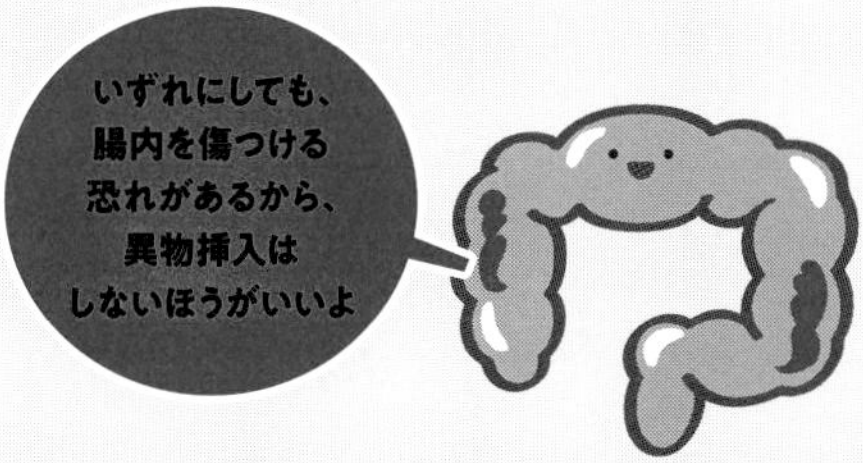
いずれにしても、
腸内を傷つける
恐れがあるから、
異物挿入は
しないほうがいいよ

興味深い論文を発表しました。それは、女性がどのように肛門で快楽を得ているかという調査結果です。

研究チームによれば「肛門表面への刺激に快感を覚える」と回答した女性は40・3%、そして「肛門内部への刺激に快感を覚える」と回答した女性は34・6%でした。ただし「肛門内部への刺激に快感を覚える」と回答した女性のうち「最初は楽しく感じなかった」と回答したのは67・7%で、回数を重ねるにつれて快感を得られるようになったようです。

とはいえ、直腸への刺激はリスクが高いため、おすすめできる行為ではありません。

第5章 10

肛門性交はしてもいいこと？

日本人の約1割が経験しているという肛門性交。歴史的にも、日本は肛門性交に寛容な社会だったようですが、医学的側面からは推奨できません。

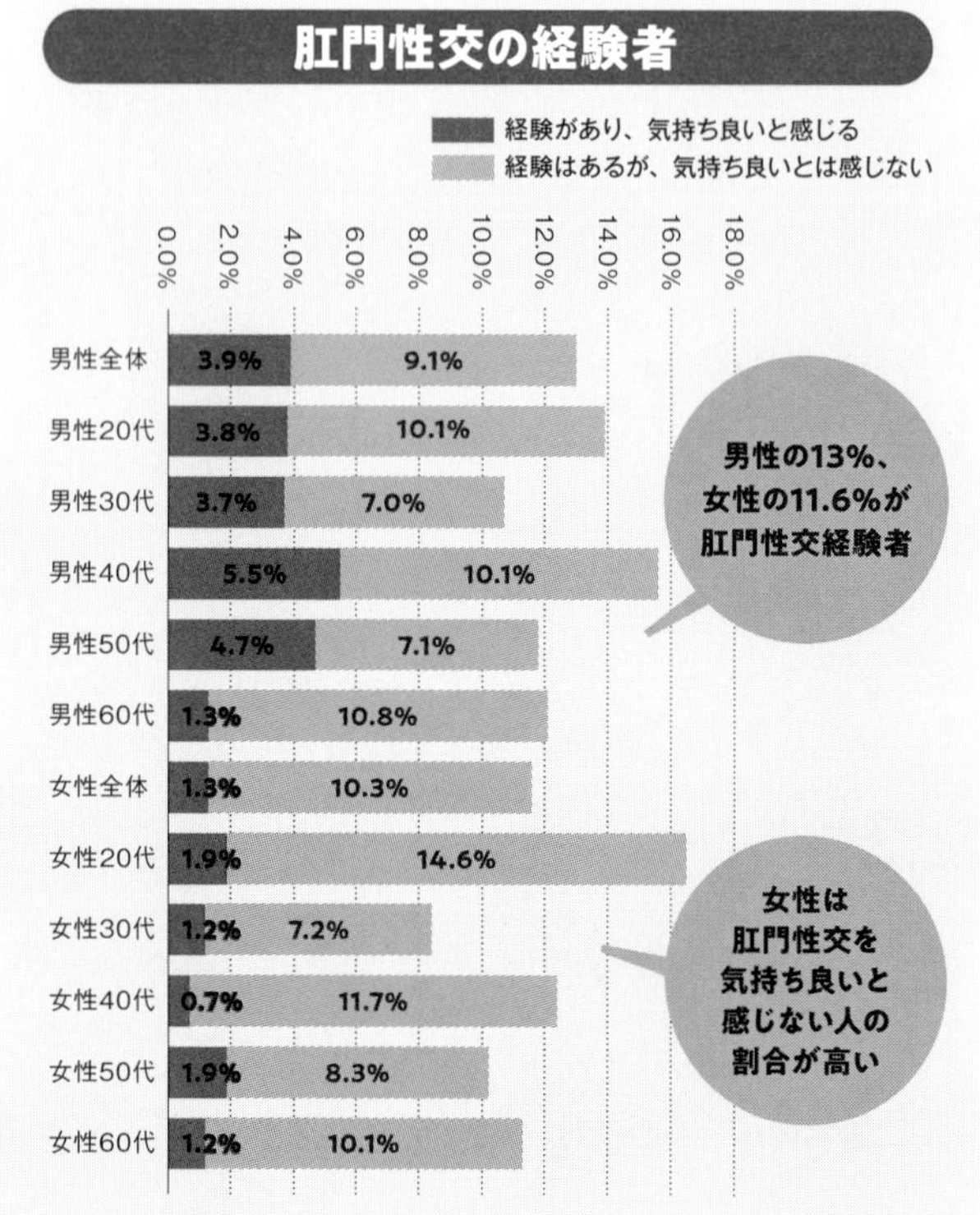

※日本家族計画協会『【ジェクス】ジャパン・セックスサーベイ2020（調査結果の概要）』

肛門性交を好む男性はなんと女性の3倍！

『【ジェクス】ジャパン・セックスサーベイ（調査結果の概要）』によれば、肛門性交を経験したことがある男性は13％、女性は11・6％で、男性のほうが多かったものの、大きな差は見られませんでした。

一方、肛門性交を気持ち良いと感じたのは、男性3・9％に対し、女性1・3％で、その差はじつに3倍。男女間の肛門性交において、挿入する側とされ

時代や文化で異なる肛門性交の位置づけ

肛門性交を含む“不自然な性行為”を禁じる概念「ソドミー」

ソドミーの語源は聖書に登場する堕落して滅びた町「ソドム」

ソドム、ゴモラも、まわりの町々も、同様であって、同じように淫行にふけり、**不自然な肉欲**に走ったので、永遠の火の刑罰を受け、人々の見せしめにされている。

——日本聖書協会訳『新約聖書』ユダの手紙1章7節

不自然な性行為とは？

- **肛門性交**
- 少年愛
- 獣姦　……など

このため、かつてはキリスト教やイスラム教の文化圏を中心に、肛門性交を法律で禁止する国が多かった。ただし、近年のキリスト教文化圏では肛門性交を禁じる法律を撤廃する国が増えている。

日本における肛門性交の歴史

衆道

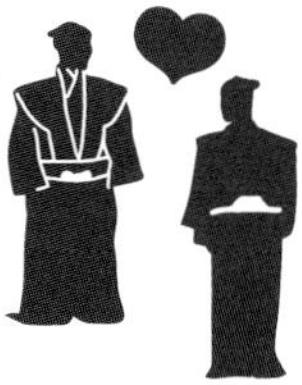

遊郭

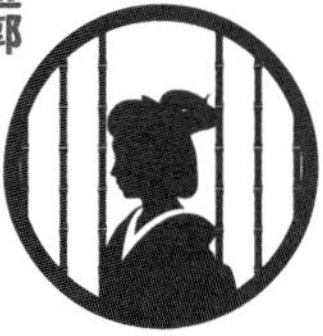

日本の男色文化である衆道（若衆道）は、平安時代には女人禁制の僧侶や公家の間で確認されていたようです。その後、室町時代に入ると武家社会にも広がったと考えられています。一方、異性間では安土桃山時代に遊郭が成立したとされ、遊女との肛門性交を好む客も一定数存在したといわれています。

る側、相反する立場で感じ方に差が出た恰好です。

　肛門性交は決して推奨できる行為ではありません。詳細は146ページで説明しますが、肛門性交は通常の性交よりも性感染症のリスクが高いからです。

　しかし、日本では肛門性交を禁止する法令等はありません。歴史を振り返っても、遊郭における異性間の肛門性交や、衆道と呼ばれる男色文化の存在など、比較的寛容だったと言えます。一方、海外ではキリスト教圏やイスラム教圏などでタブー視されていました。近年、キリスト教圏ではかつてほどの厳しさはないようですが、イスラム教圏では依然として禁止する地域が残っています。

第5章 11

肛門性交は病気を誘発する!?

肛門性交によって罹る性感染症は、通常の性交でも感染します。しかし、感染リスクは肛門性交のほうが高いと言われています。

有効な感染予防法は肛門性交をしないこと

肛門は非常にデリケートな器官です。本章でもすでに説明した通り、無理な異物挿入はもちろん、浣腸のチューブでも穿孔することがあります。肛門性交も同様で、直腸を損傷するリスクが高まります。

また、直腸の粘膜は膣の粘膜よりも薄いため、肛門性交は通常の性交よりも挿入時の摩擦で傷つきやすく、傷口から性感染症に感染しやすいのです。

肛門性交で罹る主な病気

尿道炎	粘膜の直接接触で感染。男性は排尿時の痛み、尿道のかゆみが生じるが、女性は症状が軽く無症状のことも多い。ただし、女性は不妊や流産の原因になることがある。
毛ジラミ症	陰毛との直接接触などのほか、衣類や寝具を介しても感染し、感染部位にかゆみが生じる。放置すると症状の継続や悪化が見られる。主な治療法は剃毛や洗髪。
梅毒	性器・口などの感染部位に赤いしこりやただれができたのち、発熱・発疹などがあらわれる。治療せずに放置すると、精神神経異常や死に至ることもある。
エイズ	血液や体液との直接接触で感染する。潜伏期間は平均10年程度で、発症すると免疫不全が進行。日和見感染症や悪性リンパ腫などを発症して死に至る。
尖圭コンジローム	皮膚や粘膜の直接接触で感染する。性器や肛門の周囲に腫瘤ができるが、20〜30%は3カ月以内に治癒する。ただし、腫瘤が悪性へと転化することもある。
肛門がん	性器・粘膜の接触を介して発がん性のヒトパピローマウイルスに感染すると、肛門がんをはじめ、子宮頸がん、外陰がん、陰茎がんなどの発症リスクが高まる。

梅毒の感染者が急増中

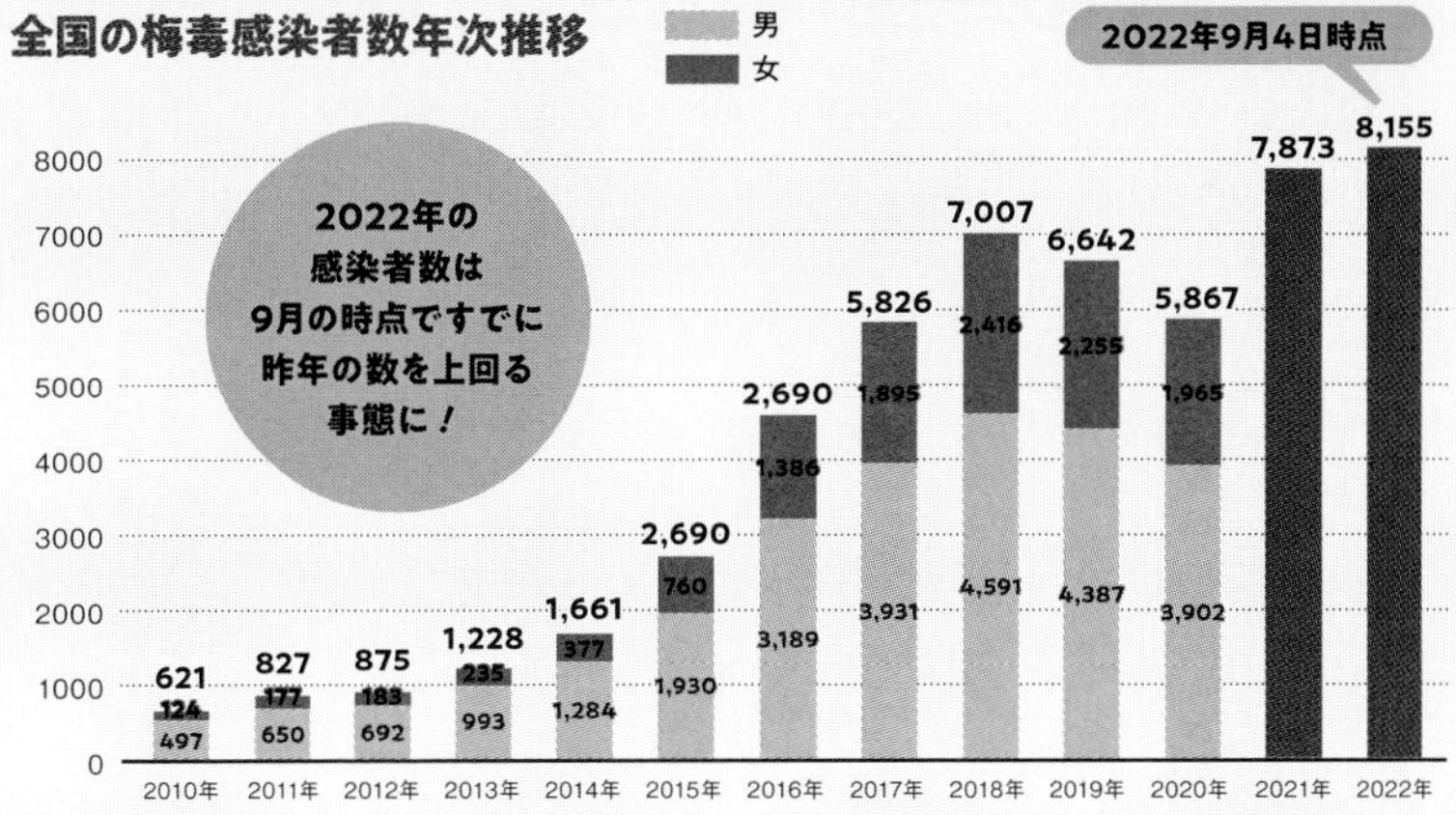

※2010～2020年は厚生労働省『性感染症報告数』より作成。2021年と2022年は国立感染症研究所の発表

2021年、全国の梅毒感染者は7873人で、現行の調査方法となった1999年以降で最多の感染者数です。しかし、2022年は昨年を上回るペースで感染が拡大。9月4日時点で8155人に上り、現在も過去最多を更新し続けています。原因は、SNSの普及と出会いの多様化、避妊具を用いない性行為・肛門性交などが考えられるようです。

肛門性交はおすすめできない。でも、どうしてもという場合は必ず避妊具を使って感染症を防ごう！

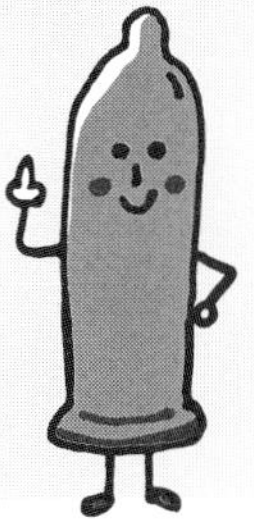

性感染症は、主に人体の粘膜（陰茎、膣、肛門、尿路など）を介して感染します。毛ジラミ症や尿道炎など、比較的症状が軽いものから、エイズや肛門がんなどの命に関わるものまで多岐にわたります。

性感染症を防ぐ方法として、粘膜同士の接触を減らすコンドームがあります。しかし、コンドームですべての性感染症を予防できるわけではありません。やはり、肛門性交を行わないのが一番の予防法です。

近年の梅毒感染者の拡大の要因として、SNSを介した不特定多数との性交渉が指摘されています。肛門性交だけでなく、パートナー選びにも十分に気を付けましょう。

まだまだ知りたい！

インタビュー

肛門&腸の話エトセトラ

消化器医　赤羽根 拓弥 先生

大腸は女性のほうが長く、肛門管は男性のほうが長い

28ページで紹介した通り、男性と女性では下半身の構造が異なります。腸の長さにも性差があり、日本消化器内視鏡学会によれば、50歳以上の大腸の長さの平均は男性が154・3センチメートル、女性が155・2センチメートルとのことです。1・2センチメートルというわずかな差ですが、女性の大腸のほうが長いという結果が得られました。ただし、平均身長は男性のほうが10センチメートル以上も高い点を考慮すれば、女性の大腸のほうが割合的にはより長いと言えるでしょう。

なお、腸は男女ともに加齢によって長くなっていきます。腸が長いほど便がとどまりやすくなるため、男性よりも女性のほうが便秘に悩む人が多く、また若者よりも高齢者のほ

うが便秘になりやすい傾向が見られます。

ほかにも、女性に便秘が多い理由として、28ページでは黄体ホルモン（プロゲステロン）を挙げています。ホルモンの働きによって腸内の水分が減り、便が硬くなってしまうのが原因ですが、特に黄体ホルモンの分泌が多くなる生理前に便秘が起こりやすいと言われています。さらに、女性は妊娠中や授乳期にも水分不足に陥りやすいため、これらの時期には多めに水分を摂取するよう心掛けましょう。

性差によって罹りやすい肛門の病気は、便秘以外に痔が挙げられます。切れ痔（裂肛）は女性に多く、痔瘻は男性に多いということは本書でもすでに述べた通りです。痔核の罹りやすさに性差は見られませんが、引き起こす原因には違いが見られます。一般的に、女性は粘膜のたるみによってできる痔核（粘膜脱型）が多く、男性はいきみによって血管が発達しすぎてしまう痔核（静脈瘤型）が多いと考えられています。

同じ草食動物でも消化器官の構造は異なる

腸の長さは、性差だけでなく種族によっても異なります。90ページで述べた通り、肉食動物は腸が短い傾向にあり、草食動物は腸が長い傾向にあります。しかし、同じ草食動物でも消化の仕方によって消化器官の構造が変わります。

たとえば、ウマなどの奇蹄類は消化において盲腸が重要な役割を担っています。ウマの盲腸には植物のセルロースを分解するための腸内細菌が大量に棲んでいるのです。このため、ウマの盲腸はなんと1メートルもあるそうです。ヒトの盲腸はわずか5〜6センチメートルですから、その差は歴然です。ちなみに、盲腸の近くにある虫垂には免疫機能が集中しています。盲腸は多数の菌を有するため、その近くに免疫の拠点である虫垂を置くことで、生存に有利に働くのではないかと考えられます。

一方、ウシは盲腸消化ではなく反芻と呼ばれる消化を行います。反芻とは「繰り返す」という意味で、一度飲み込んだ食べ物を胃から口に戻し、繰り返し噛み直すことで消化しやすくするのです。ウシは4つの胃を持つことで知られていますが、ヒトの胃と同じ消化機能を持つものは4番目の胃だけです。1〜3番目の胃は、いずれも食道が変化した器官。食べ物の分解や反芻するためのポンプ機能といった異なる役割を果たしています。

腸はどこまで切除できる?

腸が罹る病気はさまざまで、がんなどの命に関わる症状の場合は患部の腸を切除することもあります。しかし、腸は栄養を吸収する大切な器官であり、人が生きる上で欠かせません。一体、どの程度まで摘出しても大丈夫なのでしょうか。

潰瘍性大腸炎から大腸がんができてしまった場合、大腸の全摘出手術を行うことは珍しくありません。大腸をすべて摘出する場合、緊急手術だったら回腸を塞いで人工肛門（36ページ）を造設することもあります。しかし、一般的には小腸の終わりを折り返して吻合《ふんごう》することにより、便を溜める場所（Jパウチ）を作り、肛門とつなぐほうが一般的です。人工肛門は永続的に使用することもあれば、一時的な使用のみで閉鎖手術を行い、新たに小腸と肛門をつないで排便機能を取り戻せることもあります。

一方、大腸だけでなく小腸も切除する場合はどうなるでしょうか。医学的には「小腸を80センチメートル以上残せるかどうか」がひとつの境界線です。小腸を80センチメートル以上残すことができれば、これまでに近い日常生活を送ることは可能です。ただし、消化が不十分で下痢が多発し、栄養も満足に吸収できないため、定期的に点滴を受ける必要があります。

腸が80センチメートル未満になると、ＩＶＨ（中心静脈栄養）という措置が必要になります。ＩＶＨとは、鎖骨の下にある太い静脈にカテーテルを刺し、栄養輸液を注入する方法です。ＩＶＨによる栄養補給はほぼ毎日行われるため、生活はかなり制限されることになります。

とはいえ、人の腸は小腸と大腸を含めておよそ8メートルですから、じつに90%以上を摘出しても生命活動を維持できるわけです。医療の力ももちろんですが、何よりも人体の生命力に驚かされます。

大腸がんの死亡リスク大幅減「大腸内視鏡検査」

国立がん研究センターによれば、日本人の大腸がんの罹患率は男性の10人にひとり（約10%）、女性の13人にひとり（約7・7%）です。じつは、新規がん患者数で最も多いのが大腸がんであり、がんによる死亡数でも肺がんに次いで2番目に多いのです。

しかし、大腸がんは早期発見しやすいがんで、適切な検査を受ければ死亡リスクを減らすことができます。大腸がん検診には、便潜血検査（62ページ）や注腸X線検査などがありますが、最も有効なのは大腸内視鏡検査（64ページ）です。116ページでも紹介した通り、大腸内視鏡検査を受けることで大腸がんの死亡リスクは7割も低下するといわれています。

大腸がんのステージは0からⅣまでの5段階ですが、ステージ0の5年生存率は97・9%、ステージⅠでも95%と非常に高い生存率です。

大腸がんは40歳から増えていくので、検診は40歳から始めるのが推奨されています。ただし、ご家族で30代や40代に大腸がんになった人がいる場合や、血便などの気になる症状が見られる場合は30代からの検診をおすすめします。

大腸内視鏡検査では、腺腫性ポリープが2個以下ならばローリスク、3個以上ならばハイリスクと診断されます。再び検診を受ける時期は、ローリスクの場合は5〜10年後、ハイリスクは3年後が目安です。検診費用は1万5500円で、加入保険の負担率によって自己負担費用は変動します。ただし、無症状の場合は保険診療を使用することができず、やや高額な自費検査が必要となります。

腸活ブームを鵜呑みにせずに自分の腸に合った生活を

近年、腸の重要性が広く知られるようになり「腸活」という言葉もすっかりお馴染みとなりました。本書でも乳酸菌(96ページ)や食物繊維(114ページ)の食事面、自律神経(110ページ)や運動(118ページ)の生活面などの腸活を紹介しています。

ただし、腸内フローラ(92ページ)については補足があります。じつは成人の腸内フローラはほとんど固定されていて、大きく変化することはありません。つまり、ヨーグルトやプロバイオティクスの製剤などから乳酸菌やビフィズス菌を摂取しても、腸内に定着することなく排泄されてしまうのです。

では、乳酸菌やビフィズス菌の摂取は無駄なのでしょうか？　いいえ、決して無駄ではありません。なぜなら、毎日摂取を続ければ、定着こそしないものの排泄までは腸内にとどまり、善玉菌やその餌として腸内環境の改善に貢献してくれるからです。

ただし、低FODMAP食（120ページ）でも述べた通り、過敏性腸症候群の人は注意が必要です。一般的に「腸に良い」と言われる食べ物は、消化の負荷が高いものが多いです。過敏性腸症候群の人にとっては、こうした食べ物が腸の負担となり、下痢や便秘を引き起こしてしまいます。腸活を意識した食生活をしていても、一向に症状が改善されない……。そんな人は、過敏性腸症候群の疑いがありますので、病院の診断や低FODMAP食をおすすめします。

また、最近は「グルテンフリー」という言葉もよく耳にします。「小麦・大麦・ライ麦などに含まれるグルテンは消化されにくく腸に負担をかけるので、摂取を避ける、あるいは摂取量を減らそう」という食事療法です。

たしかに、グルテンを摂取すると下痢や疲労感などを引き起こす「グルテン不耐症」という病気があります。グルテン不耐症の患者たちにとっては、グルテンフリーは有効といえるでしょう。ただし、すべての人に該当するわけではないので、消化があまり良くないことは事実ですが、決して食べてはいけない食品というわけではありません。

腸と相性の良い食べ物は人によって異なります。「巻で話題だから」「友人がこの腸活で調子が良くなったから」などの理由で盲信せず、自分に合った食事・生活を見つけることが大切です。

巨大異物挿入で緩んだ肛門括約筋はもとに戻らない？

第5章では異物挿入について多く触れていますが、実際に私も異物挿入の患者を診察したことがあります。

記憶に残る異物は、長さ約20センチメートルのプラスチック製の「編み棒」です。棒針と呼ばれるタイプで、先端の丸みを帯びた部分から挿入したようですが、結果的にすべてが腸内に入ってしまい取り出せなくなってしまいました。逆側の先端はお箸のように細く尖っているため、一歩間違えれば穿孔する大変危険な異物です。

編み棒は直径1センチメートルにも満たない細い異物ですが、常習者の中には直径5センチメートルを超える巨大異物を挿入する人も少なくありません。肛門が無理なく拡張できるサイズは直径35ミリメートル程度（32ページ）ですが、パークス開創器という器具で人為的に拡張すれば、9センチメートル程度まで広げることができます。

長期にわたって巨大異物挿入を繰り返すと、肛門括約筋が緩んでしまいます。筋肉が緩めば便失禁のリスクが高まりますが、肛門の禁制（病や便が漏れないこと）は肛門括約筋だけで維持されているわけではありません。肛門はクッションとなる痔核組織（痔静脈叢／26ページ）があって、初めて禁制が維持できるとされています。ですから、多少の緩みで即座に便失禁することはありませんが、長期にわたる異物挿入や加齢に伴う筋力低下により、便失禁の原因となる可能性は高くなります。

便失禁の治療方法は原因によって異なりますが、肛門括約筋の緩みが原因の場合、筋力を取り戻す必要があります。締める運動を継続することで多少は改善するかもしれませんが、なかなか治りづらいと思います。そうした場合、仙骨神経刺激（SNM／54ページ）という治療があります。仙骨神経にペースメーカーのような機械を埋め込んで人工的に刺激し、肛門括約筋を締めて失禁を防ぐという方法です。全身麻酔を伴う手術が必要で、好奇心や快楽の代償としては大きいのではないでしょうか。

また、小さい異物でも危険なのが磁石です。複数の磁石が腸内に入った場合、腸を挟むように磁石がくっついてしまうことがあります。時間が経てば、磁石周囲が穿孔して互いの腸壁が癒着するケースも考えられ、非常に危険です。

肛門性交を行う際はくれぐれも安全対策を！

異物挿入と同様、肛門や腸に負担をかける行為が肛門性交です。直腸はとても繊細で、皮膚に比べて非常に傷つきやすい臓器です。また、便や細菌などの衛生面、そして性感染症のリスクからも、医師としてはあまりおすすめできません。

肛門に物を入れると、なぜ快楽が得られるのか？ 142ページでも紹介した通り、理由は不明な部分が多いのが現状です。一方、男性器と女性器による本来の性交は快楽を伴う行為です。この理由として、種の保存が大きく関与していると考えられます。肛門性交は種の保存に寄与する行為ではありませんが、キリン、イルカ、カモメ、ペンギン……など、人間以外にもオス同士で肛門性交を行う動物は多数確認されています。もしかしたら、種の存続に関わる何らかの秘密があるのかもしれません。ただ、現代では詳しいことはわかっていないんです。

折しも、昨今はLGBTをはじめとした性の多様化が叫ばれている時代です。肛門性交をおすすめはできませんが、それと同時に否定することもできません。ですから、もしも肛門性交を行う際は、浣腸などで直腸内を清潔にした上で必ずコンドームも装着するなど、十分な安全対策をとるようにしてください。

参考文献

『快適！ ストーマ生活 第2版 日常のお手入れから旅行まで』松浦信子、山田陽子 著（医学書院）
『イラスト解剖学 第10版』松村讓兒 著（中外医学社）
『新しい高校教科書に学ぶ大人の教養 高校生物』夏緑 著（秀和システム）
『腸と脳——体内の会話はいかにあなたの気分や選択や健康を左右するか』
エムラン・メイヤー 著、高橋洋 訳（紀伊國屋書店）
『人の体のつくりとはたらき大研究 消化と吸収』（奈良信雄監修・岩崎書店）
『人体—様々な器官の連携が命を支える（14歳からのニュートン超絵解本）』
ニュートン編集部編著（ニュートンプレス）
『面白くて眠れなくなるウンチ学』左巻健男 著（ＰＨＰ研究所）
『ウンチのうんちく 大便・おなら・腸内細菌のはなし』左巻健男 著（ＰＨＰ研究所）
『おならのサイエンス』ステファン・ゲイツ 著、関麻衣子 訳（柏書房）
『肛門疾患（痔核・痔瘻・裂肛）・直腸脱診療ガイドライン２０２０年版 改訂第2版』
日本大腸肛門病学会編（南江堂）
『便失禁診療ガイドライン２０１７年版』日本大腸肛門病学会編（南江堂）
『がんの統計 ２０２２』がんの統計編集委員会編（公益社団法人がん研究振興財団）

『腸がすべて 世界中で話題!アダムスキー式「最高の腸活」メソッド』
フランク・ラポルト＝アダムスキー 著、森敦子 訳、澤田幸男 監修（東洋経済新報社）
『脳で悩むな!腸で考えなさい』藤田紘一郎 著（青萠堂）
『腸は若返る!』松生恒夫 著（さくら舎）
『自律神経にいいこと超大全』小林弘幸 著（宝島社）
『腸のトリセツ』江田証 著（Ｇａｋｋｅｎ）
『パン・豆類・ヨーグルト・りんごを食べてはいけません』江田証 著（さくら舎）
『元気なうんち・おならはいいにおい』須田都三男 著（ポプラ社）
『うんちの正体 菌は人類をすくう』坂元志歩 著（ポプラ社）
『便秘を治す腸活テクニック 腸がヌルヌル動き出す教授の提案』瓜田純久 著（マキノ出版）
『ホーム・メディカ安心ガイド 大腸（直腸）・肛門・痔の病気 これで安心』森田博義 著（小学館）
『胃腸を最速で強くする　体内の管から考える日本人の健康』奥田昌子 著（幻冬舎新書）
『やってはいけない健康法』奥村康 著（三笠書房）

※この他にも多くの書籍やWebサイトなどを参考にさせていただいております。

【監修】赤羽根 拓弥（あかはね・たくや）
日本外科学会専門医、日本大腸肛門病学会専門医、日本消化器内視鏡学会専門医、日本臨床肛門病学会技術認定医。帝京大学医学部卒業。帝京大学医学部附属病院外科下部消化器外科に入局し、手術や内視鏡診療(胃カメラ・大腸カメラ)をはじめ、多数の消化器疾患に対して診療。その後、国内屈指の大腸肛門病専門病院である所沢肛門病院にて、多数の肛門手術、大腸内視鏡検査を行う。現在は、東京都江東区砂町にある赤羽根医院で副院長を務める。

【スタッフ】
編集　株式会社ライブ（竹之内大輔／畠山欣文）
執筆　小日向 淳／松本晋平
装丁　鈴木成一デザイン室
本文デザイン　内田睦美

カラダのすべてを肛門《こうもん》は知《し》っている

発行日　2023年2月7日　初版

監　修　赤羽根 拓弥
発行人　坪井 義哉
編集担当　高橋 大地

発行所　株式会社カンゼン
〒101-0021
東京都千代田区外神田2-7-1 開花ビル
TEL 03（5295）7723
FAX 03（5295）7725
https://www.kanzen.jp/
郵便振替　00150-7-130339

印刷・製本　株式会社シナノ

ISBN 978-4-86255-638-7

Printed in Japan

定価はカバーに表示してあります。

本書に関するご意見、ご感想に関しましては、kanso@kanzen.jp までEメールにてお寄せください。お待ちしております。